I0841283

Sommario

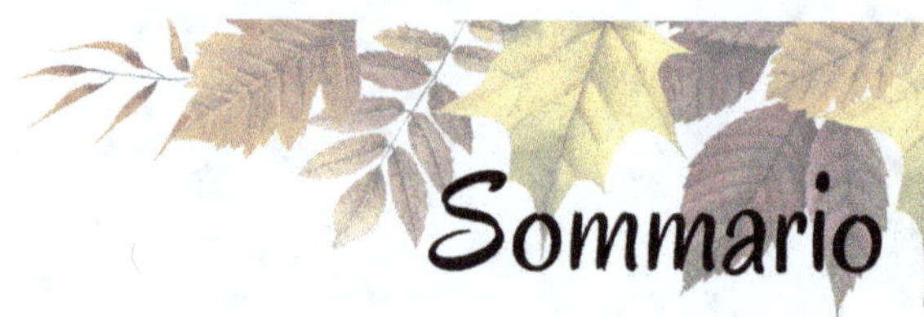

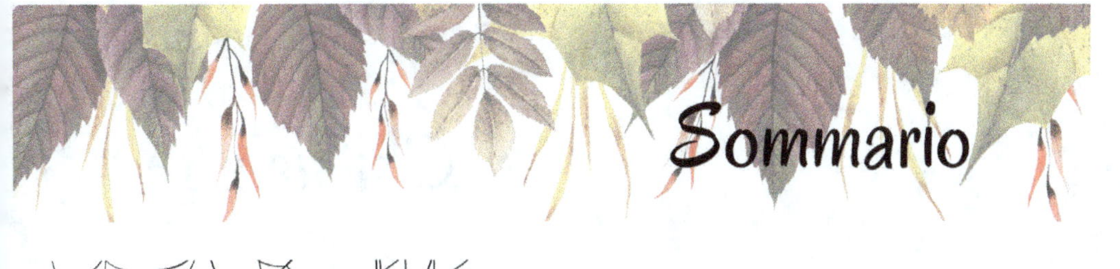

Sommario

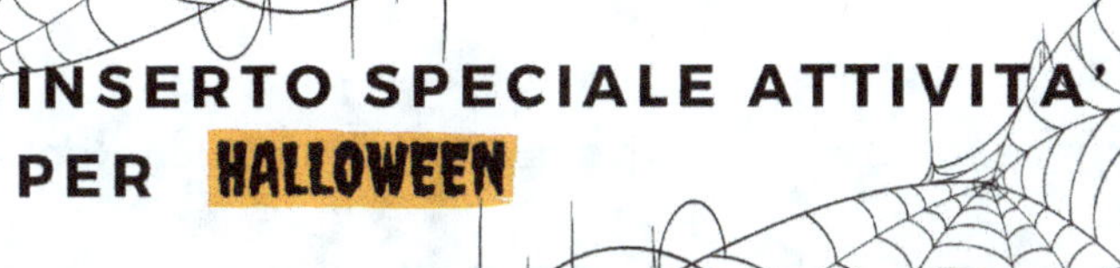

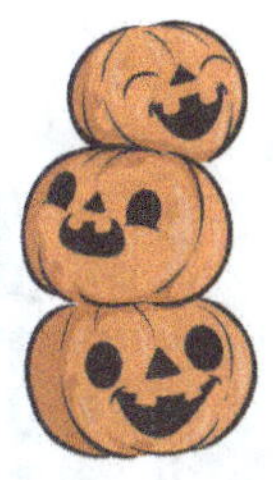

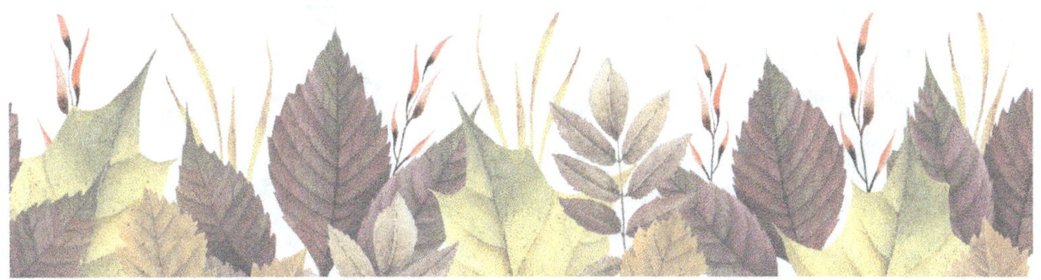

Chi siamo

Valentina nelpiattinopappabuona

Sono Valentina, ho 34 anni e vivo in provincia di Benevento - Campania.
Sono mamma di Gioele di 4 anni e di Alice, sposata con Antonio.
Nella vita sono un'operatrice per l'infanzia, lavoro con i bambini di varie fasce di età che sono la mia piu grande passione insieme alla cucina.

Il lockdown nel periodo del covid19 mi ha strappato al lavoro e mi sono dedicata completamente al mio bimbo e alla mia famiglia.
Sono sempre stata una persona molto attiva, con tanta voglia di fare e non sto mai ferma, infatti in quel periodo ho anche cominciato a cucire a mano fiocchi nascita, a lavorare il filo di ferro con la stoffa e per un pò ho pensato di farne un vero e proprio lavoro.

Con l'inizio dello svezzamento di Gioele mi sono dedicata alla preparazione di piatti sani e bilanciati, ero molto attenta anche prima ma come tanti di voi mi confermeranno, l'arrivo di un figlio stravolge del tutto i nostri piani e ci fa vedere le cose in maniera parecchio diversa. Ci mettiamo in discussione, ci poniamo tanti quesiti, uno di questi proprio sulla corretta alimentazione.

Ho creato cosi su Instagram la mia pagina di ricette per la famiglia che ho chiamato "Nel Piattino Pappa Buona" ricordando cosa mi diceva mio padre da piccina quando non ero super propensa ad assaggiare nuove pietanze. Il mio primo fan è stato mio figlio che, ad ogni mia nuova creazione mi dava tanta soddisfazione assaggiando, qualche altra volta ho avuto meno successo come è giusto che sia.

Poi c'è mio marito, è stato lui a spingermi a mettermi in gioco, secondo lui potevo farcela, potevo dare un valore aggiunto a chi ne aveva bisogno, alle mamme, ai papà, a tutti i genitori. non lo ringrazierò mai abbastanza per questo.
Nel Piattino Pappa Buona è nata per trasmettere ai genitori la serenità e la sicurezza di poter preparare pasti uguali e salutari per tutti, per lasciare una porta sempre aperta al confronto e al consiglio. Perchè quando si svezza un bimbo con lui si svezza un'intera famiglia.

Il mio motto è "mangiare insieme rende più felici".
Ho avuto modo anche io a mia volta di arricchirmi con la mia pagina, conoscendo tante persone, avendo la possibilità di formarmi con professionisti unici, collaborato con esperti in nutrizione che mi hanno insegnato tantissimo e per questo nn smetterò mai di essere grata.
Ho potuto confrontarmi con tanti genitori foodblogger che hanno pagine come la mia e ci siamo sentiti subito uniti per lo stesso scopo, quello di aiutare ed essere di supporto, quello di convincervi che insieme si puo davvero serenamente far tutto e superare ogni ostacolo,

Simona è stata la mia più grande compagna in questa avventura, da subito anime affini, anche se da lontano ci siamo trovate ed insieme abbiamo deciso di lasciare una piccola impronta anche noi in questa strada tutta saliscendi che è l'alimentazione della famiglia, una raccolta di ricette che in tanti di voi ci avete chiesto, per facilitarvi la ricerca ed il compito di preparare il pasto piu rapidamente, solo sfogliando un semplice libro.

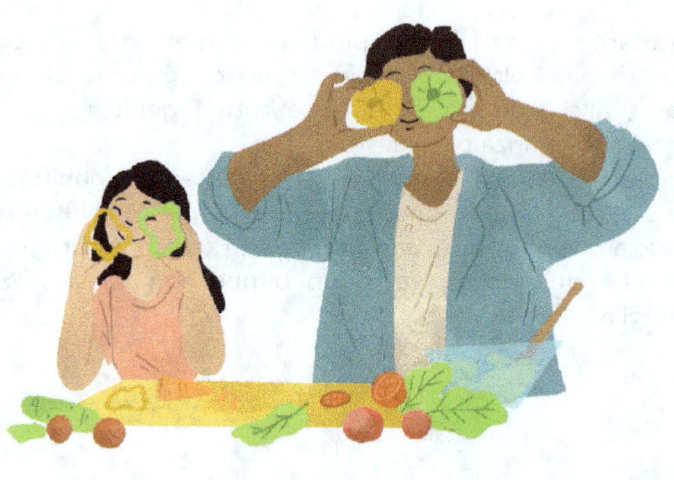

Simona  *il_ricettario_di_mamma_simo*

Sono Simona e ho 41 anni. Sono mamma di due bimbi, Alessio 3 anni e mezzo e Irene 8 mesi. Lavoro in un'azienda televisiva nel reparto comunicazione e marketing e nella vita ho sempre avuto una grande passione per la cucina e per l'organizzazione.

Come Valentina, il lockdown mi ha fatto riscoprire quelle che sono le mie passioni, un momento storico incredibile che ci costrinse a rivedere un pò tutta la nostra vita, dove ci siamo fermati laddove nessuno ci avrebbe fermato. E cosi, complice anche il fatto che mio figlio all'epoca aveva 8 mesi, mi sono dedicata a frequentare online corsi di formazione sullo svezzamento e sull'alimentazione. Il mondo stava cambiando, l'alimentazione dei bimbi cominciava ad avere più spazio rispetto al passato e io, avendo sofferto di disturbi alimentari per gran parte della mia vita, mi ritrovavo a dover 'imparare' a mangiare di nuovo per garantire un'alimentazione sana a noi come famiglia.

Ecco che tra una ricetta ed un corso nasce la mia pagina IG che ad oggi è diventata una community di genitori con cui mi interfaccio quotidianamente sapendo di poter contare sulla collaborazione di vari professionisti del settore. Ed è grazie a questa pagina che ho conosciuto Valentina, con le mie stesse passioni, formazioni e voglia di aiutare. In poco tempo ci siamo trovate e supportate nel percorso.

Ma perchè tutto questo? Perche spesso i genitori son soli nelle loro scelte alimentari, perchè l'alimentazione, seppur vivendo nel paese con migliori materie prime, viene sempre lasciata un pò in secondo piano.

Questo libro mi dà l'opportunità di fare ciò che amo: cucinare e darvi spunti e idee sui tanti alimenti che abbiamo che possono combinarsi bene tra loro in maniera semplice, e soprattutto, vorrei farvi riscoprire la bellezza del mangiare attraverso ricette veloci e facili perché si sa, il tempo è poco, noi non siamo chef ma genitori con mille impegni e io voglio dimostrarvi che si può fare senza chiedere troppo a noi stessi.

Possiamo riscoprire il piacere della cucina attraverso i ricordi, capendo che organizzarsi si può e mangiare bene altrettanto. Sia chiaro, sono ricette di mamme che amano cucinare per i propri bambini e per le persone care. Non lasciamo che quest'epoca ci tolga più di quanto deve. Concediamoci un buon piatto in famiglia

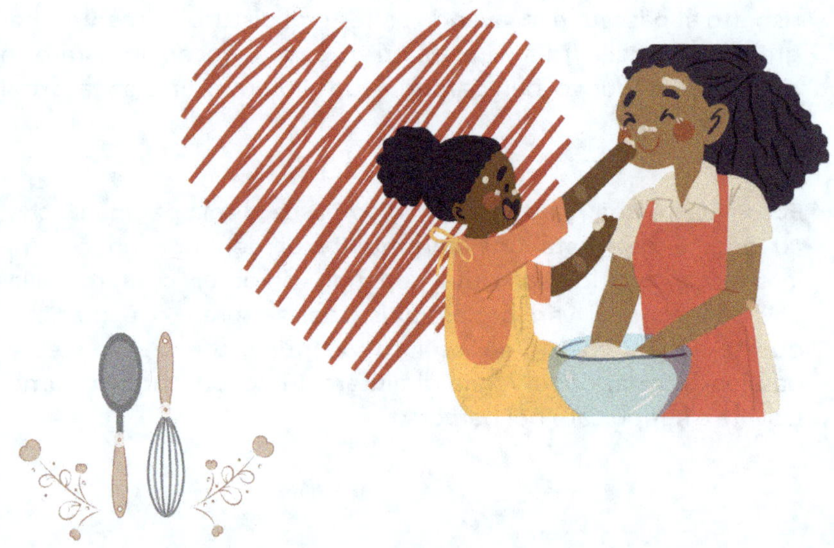

Valentina Colistra - Biologa Nutrizionista

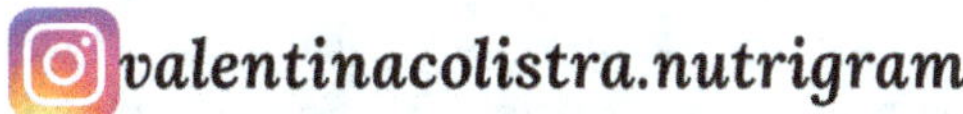

Ciao mi chiamo Valentina e sono una Biologa Nutrizionista.
Ho da sempre la passione per la nutrizione e la cucina, tanto che fin da piccola, mentre guardavo mia madre cucinare, mi chiedevo cosa avessero gli alimenti di così strabiliante al loro interno da renderli rossi, gialli, buoni, succosi, croccanti, piccanti, salati, dolci, freddi o caldi. Crescendo ho sperimentato molto in cucina, anche se dentro di me lo so che non riuscirò mai ad eguagliare la cucina di mamma e di nonna, amore puro entrambe, ma ci provo lo stesso ;)

Durante i miei anni di studio e di tirocinio ho approfondito il tema della nutrizione infantile, dei disturbi del comportamento alimentare e dell'obesità. Un'esperienza molto formante è stata quella presso il reparto di Educazione Alimentare dell'Ospedale Pediatrico Bambino Gesù di Roma, durante il quale ho svolto un lavoro di tesi sulle abitudini alimentari dei bambini con età 1-3 anni. Ho conosciuto tante realtà, tante famiglie e tantissimi bambini. Ho capito che volevo dedicare la mia vita a quelle famiglie per aiutarle a trovare la serenità, a conoscere e riconoscere le difficoltà e a come poterle superare. Con l'esempio, la passione e l'ispirazione di mio padre, Pediatra di Famiglia da più di 40 anni, con il quale ho condiviso lo studio per qualche anno, ho portato avanti l'amore per i bambini e per le loro famiglie, combinandolo al mio lavoro come esperta di nutrizione.

Una nutrizionista per amica

Da femminista, mi sento molto vicina alle donne e faccio parte di diverse associazioni al femminile che si occupano di migliorare le condizioni delle donne nel nostro Paese. Per questo le mamme sono le persone che più amo aiutare. Togliere loro un senso di colpa, vederle sorridere quando il loro bambino mangia, sentire la serenità nelle loro parole dopo aver concluso il percorso con me, è ciò che più di tutto mi da gioia. La società odierna chiede loro sempre più impegno e dedizione senza dare in cambio nessun aiuto. È ora che ogni mamma abbandoni i sensi di colpa e si senta per quello che è davvero: una mamma meravigliosa.

Ho conosciuto Valentina e Simona per caso, su Instagram, e mi sono trovata subito in sintonia con entrambe. Sono due donne decise e molto generose, capaci e incredibilmente creative in cucina (quanto vorrei essere come loro!). Sono donne semplici, due mamme attente e molto preparate. Quando mi hanno chiesto di collaborare con loro a questo libro di ricette ho accettato senza pensarci due volte. Ero sicura che avrebbero fatto un lavoro bellissimo e così è stato.

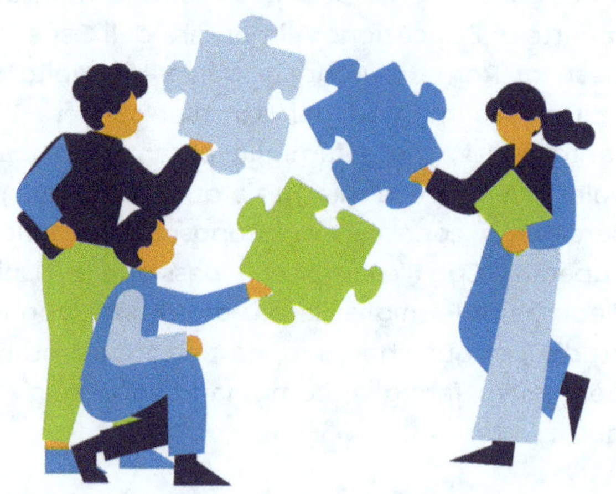

Come organizzare il menù settimanale della famiglia sulla base del menù scolastico

L'organizzazione del menù settimanale della famiglia può risultare stressante e difficile, specialmente se si hanno bambini che mangiano al nido, alla materna o frequentano la scuola primaria o secondaria di I grado. Spesso, i genitori si trovano a dover bilanciare le esigenze nutrizionali della famiglia con il menù scolastico, cercando di garantire pasti sani e gustosi sia a casa che a scuola. Per questo ho deciso di fornirti alcune idee e alcuni consigli per organizzare un menù settimanale che tenga conto del menù scolastico e assicuri che la tua famiglia mangi in modo equilibrato durante la settimana. Il primo passo sicuramente è quello di conoscere il menù dei bambini, cosa ormai semplice perché viene fornita direttamente dalla struttura. Una volta che si ha una panoramica completa del menù scolastico, si possono pianificare i pasti a casa in modo complementare. Ecco alcune strategie: 1) Prendi un foglio e scrivi tutti i pranzi della settimana riportati sul menù scolastico:

Ecco alcune strategie:
1) Prendi un foglio e scrivi tutti i pranzi della settimana riportati sul menù scolastico:

	Lunedì	Martedì	Mercoledì	Giovedì	Venerdì	Sabato	Domenica
PRANZO	Pasta con polpette al sugo + insalata	Riso con olio e grana + merluzzo e bieta	Patate con pollo e piselli	Pasta con ricotta + frittata con zucchine	Patate e bastoncini di merluzzo con carote		

2) Appunta le frequenze settimanale dei secondi: Esempio basato sulla tabella che trovi al punto 1: 2 carne; 2 pesce; 1 uova

3) Adesso devi riempire i pranzi di Sabato e Domenica e le cene dal Lunedì alla Domenica utilizzando la frequenza riportata dalla Piramide Alimentare (trovi un riassunto qui sotto):

	Lunedì	Martedì	Mercoledì	Giovedì	Venerdì	Sabato	Domenica
PRANZO	Pasta con polpette al sugo + insalata	Riso con olio e grana + merluzzo e bieta	Patate con pollo e piselli	Pasta con ricotta + frittata con zucchine	Patate e bastoncini di merluzzo con carote	Farinata di ceci + pane + melanzane	Polenta con sugo di carne + finocchi
CENA	Farro con lenticchie e pomodorini	Pasta con spigola e peperoni	Pasta con ricotta e spinaci	Pasta con zucchine e ceci	Orzo con orata + insalata	Pasta con fagioli e cavolo nero	Riso con fave + cicoria

Frequenze di consumo degli alimenti basate sulla piramide alimentare della Società Italiana di Pediatria (SIP).

PIATTI	FREQUENZA
Cereali (pane, pasta, riso, orzo, etc.)	Tutti i giorni
Latte e yogurt	1-2 al giorno
Carne bianca	2-3 a settimana
Carne rossa	0-1 a settimana
Pesce	3-4 a settimana
Legumi	4-5 a settimana
Uova	1-2 a settimana
Formaggi	1-2 a settimana
Frutta fresca	2-3 volte al giorno
Verdura cruda e/o cotta	2 volte al giorno
Olio extravergine di oliva	1-2 al giorno
Dolci-snack	1-2 volte al mese

Alcuni consigli:

- Assicurati che ogni giorno siano presenti 2 porzioni di verdura e 2-3 di frutta fresca.
- Cerca di variare i cereali non inserendo solo pane, pasta e patate ma anche riso, farro, orzo, quinoa, etc.
- Monitora il consumo di cibo spazzatura: se il menù scolastico comprende spesso cibi trasformati (bastoncini precotti o hamburger preparati), a casa cerca di bilanciare con Lunedì Martedì Mercoledì Giovedì Venerdì Sabato Domenica PRANZO Pasta con polpette al sugo + insalata Riso con olio e grana + merluzzo e bieta Patate con pollo e piselli Pasta con ricotta + frittata con zucchine Patate e bastoncini di merluzzo con carote Farinata di ceci + pane + melanzane Polenta con sugo di carne + finocchi CENA Farro con lenticchie e pomodorini Pasta con spigola e peperoni Pasta con ricotta e spinaci Pasta con zucchine e ceci Orzo con orata + insalata Pasta con fagioli e cavolo nero Riso con fave + cicoria PIATTI FREQUENZA Cereali (pane, pasta, riso, orzo, etc.) Tutti i giorni Latte e yogurt 1-2 al giorno Carne bianca 2-3 a settimana Carne rossa 0-1 a settimana Pesce 3-4 a settimana Legumi 4-5 a settimana Uova 1-2 a settimana Formaggi 1-2 a settimana Frutta fresca 2-3 volte al giorno Verdura cruda e/o cotta 2 volte al giorno Olio extravergine di oliva 1-2 al giorno Dolci-snack 1-2 volte al mese pasti più freschi e semplici (meglio un panino con petto di pollo di un panino al prosciutto).
- Coinvolgi i bambini: chiedi ai tuoi figli cosa hanno mangiato a scuola e cosa preferirebbero mangiare a casa. Coinvolgerli nella pianificazione dei pasti può renderli più entusiasti di mangiare ma anche per non fargli avere sorprese ma renderli consapevoli di ciò che mangeranno. ·
- Organizza la lista della spesa: una volta pianificati i pasti a casa in base al menù scolastico, organizza la lista della spesa. Assicurati di avere tutti gli ingredienti necessari per preparare i pasti che hai pianificato e per non ritrovarti con il frigo o la dispensa vuota.

- Crea un calendario settimanale: utilizzalo per visualizzare i pasti in modo chiaro. Indica i pasti che saranno serviti a scuola e quelli che preparerai a casa (come nelle tabella che trovi sopra). Questo ti aiuterà a essere organizzata e a evitare stress dell'ultimo minuto. · Prepara i pasti in anticipo: se hai poco tempo durante la settimana, considera la possibilità di preparare alcuni pasti in anticipo durante il fine settimana. Puoi cucinare grandi porzioni e conservarle per più giorni in frigo o congelarle.

- Fai attenzione alle porzioni: assicurati che i pasti siano equilibrati e che contengano la giusta quantità di proteine, carboidrati, grassi e fibra (seguendo le frequenze settimanali della piramide). ·

- Sperimenta e adatta: sii flessibile e aperta a sperimentare. Non tutti i pasti devono essere una replica esatta del menù scolastico. Puoi introdurre nuove ricette e ingredienti che la tua famiglia potrebbe amare ma anche pasti super semplici e con poco sbattimento (come delle bruschette con hummus e pomodorini).

- Coinvolgi tutta la famiglia: coinvolgi tutti i membri della famiglia nella pianificazione dei pasti. Questo può essere un momento divertente e interattivo che aiuta tutti a sentirsi coinvolti nella scelta e nella preparazione dei pasti.

Menù

Organizzare il menù settimanale della famiglia in base al menù scolastico richiede pianificazione e attenzione, ma può aiutare a garantire che i tuoi figli ricevano pasti sani e bilanciati sia a scuola che a casa. Sfrutta al massimo le opportunità per introdurre una varietà di alimenti nutrienti nella dieta dei tuoi figli e crea un ambiente positivo attorno al cibo. Non deve essere un lavoro ma può diventare un gioco da condividere con i tuoi bambini.

Il nostro progetto

Cosa vogliamo trasmettervi con questo nostro progetto comune?

Non a caso questo libro, composto da più volumi, si chiama MangiAMO Insieme. Perchè la chiave di tutto è l'amore che proviamo verso le persone per le quali prepariamo i pasti con l'impegno e la voglia di fare sempre qualcosa di nuovo per loro.

Quante volte ci sarà capitato di sentirci anche inadeguate, di non riuscire a dare sempre il 100% ?

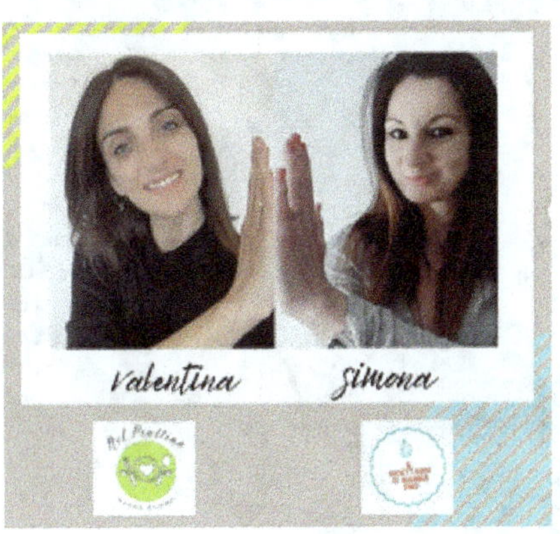

Noi, insieme, vogliamo dirvi che va benissimo se qualche volta non siamo al top e non riusciamo a dare il massimo in cucina, non siamo cuochi provetti, non servono sempre ricette elaborate per star bene a tavola con gli altri e questo è importante trasmetterlo anche ai nostri bambini sin da subito.

E' importante vivere i pasti con serenità e in questa raccolta divisa per stagioni noi vi daremo degli spunti con tante ricettine alla portata di tutti e per tutti i gusti.

Quali frutti e quali verdure preferire in autunno?

FRUTTA E VERDURA DI SETTEMBRE

Asparagi Barbabietole Bietole
Carciofi
Carote Cetrioli Cicoria Cipollotti
Fagiolini Fave Lattuga Melanzane
Patate novelle Peperoni Piselli
Pomodori Rabarbaro Radicchio
Ravanelli Rucola Sedano Spinaci
Zucchine

PER QUANTO RIGUARDA LA FRUTTA:
Albicocche Amarene Ciliegie
Fragole Limoni Lamponi
Kiwi Mirtilli Pere
Pesche Prugne Susine

FRUTTA E VERDURA DI OTTOBRE

Broccoli Cachi Carote Catalogna
Cavolini di Bruxelles Cavolo
Cavolfiore Cetrioli Cime di rapa
Funghi Melanzane Menta Porri
Scorzonera Sedano Tartufi Zucca
Zucchine

PER QUANTO RIGUARDA LA FRUTTA:
Arachidi Banane Castagne
Fichi d'India Kiwi
Melagrana Mele Nocciole Noci
Pompelmo Pere
Uva

FRUTTA E VERDURA DI NOVEMBRE

Broccoli Cardo Carciofi Carote
Catalogna Cavolfiore Cavolini di
Bruxelles Cavolo Cime di rapa Funghi
Indivia Melanzane Radicchio
Scorzonera Sedano Spinaci
Topinambur Tartufi Zucchine

PER QUANTO RIGUARDA LA FRUTTA:
Ananas Arance Avocado Banane
Castagne Cedro Kiwi Mandarini,
Melagrana Mele Noci
Papaia Pere Pompelmo
Uva

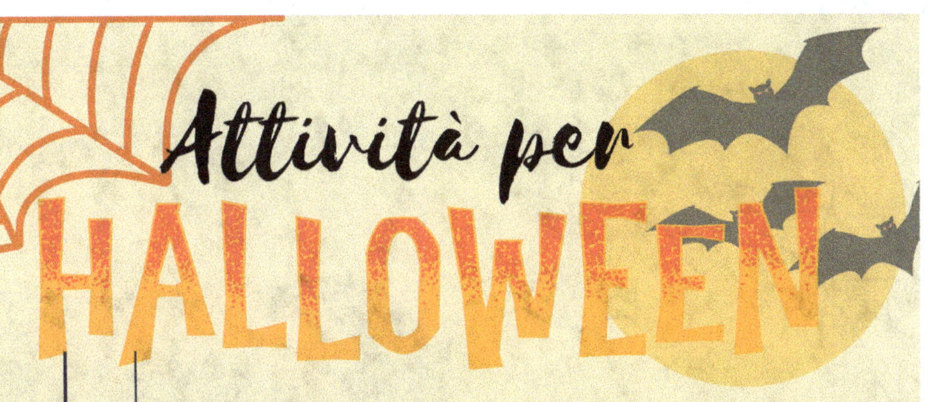

Attività per
HALLOWEEN

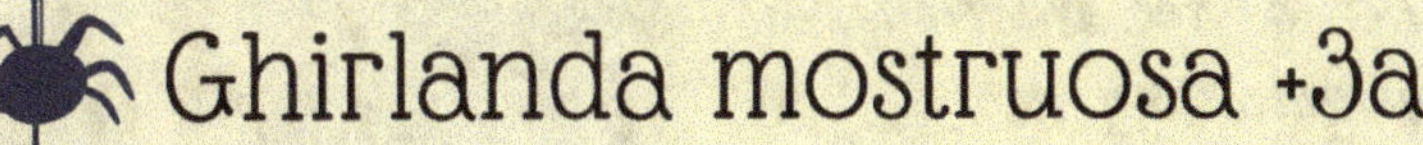

Ghirlanda mostruosa +3a

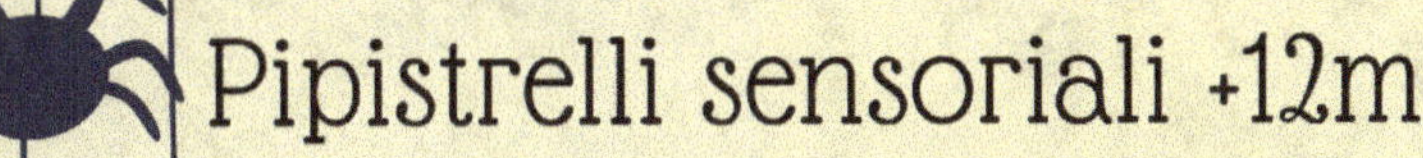

Pipistrelli sensoriali +12m

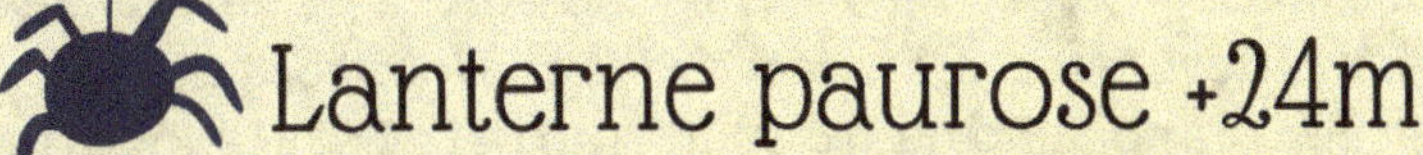

Lanterne paurose +24m

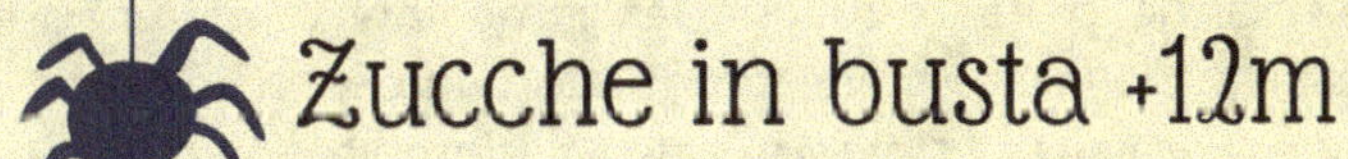

Zucche in busta +12m

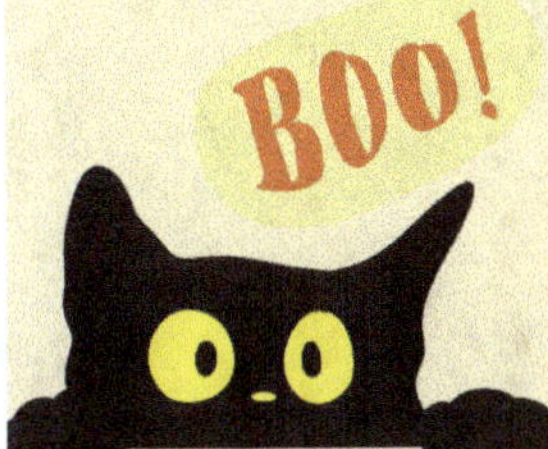

BOO!

Ghirlanda mostruosa

Ci servirà

- *Cartoncini colorati (nero, bianco, arancione, verde*
- *pennarello nero*
- *colla stick*
- *spago*
- *scotch*

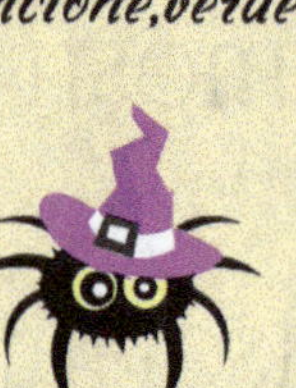

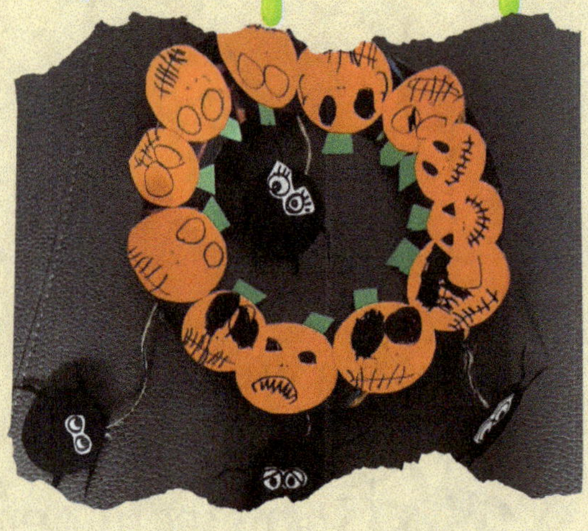

- Disegniamo su un cartoncino nero un cerchio grande e un altro più piccolo al suo interno che ritagliamo. Ci servirà per fare la base della ghirlanda dove attaccare le facce di zucca mostruose.
- Su un altro cartoncino nero disegniamo dei piccoli ragnetti e li ritagliamo.
- Con l'aiuto di un bicchiere prepariamo tanti cerchi sul cartoncino arancione che saranno le nostre zucche, lasciamo che i bimbi più grandi creino le facce mostruose che preferiscono , con un pezzettino di cartoncino verde ritagliamo il tralcio e lo attacchiamo sul cerchio. Su un foglio o cartoncino bianco prepariamo gli occhietti per i ragni, tutti diversi e li incolliamo, tagliamo vari pezzi dì spago di varie misure, e li fissiamo con lo scotch dietro ogni ragnetto e a sua volta dall'altro lato lo fissiamo alla ghirlanda. Pronta per spaventare tutti alla vostra porta di ingresso!

Lanterne paurose

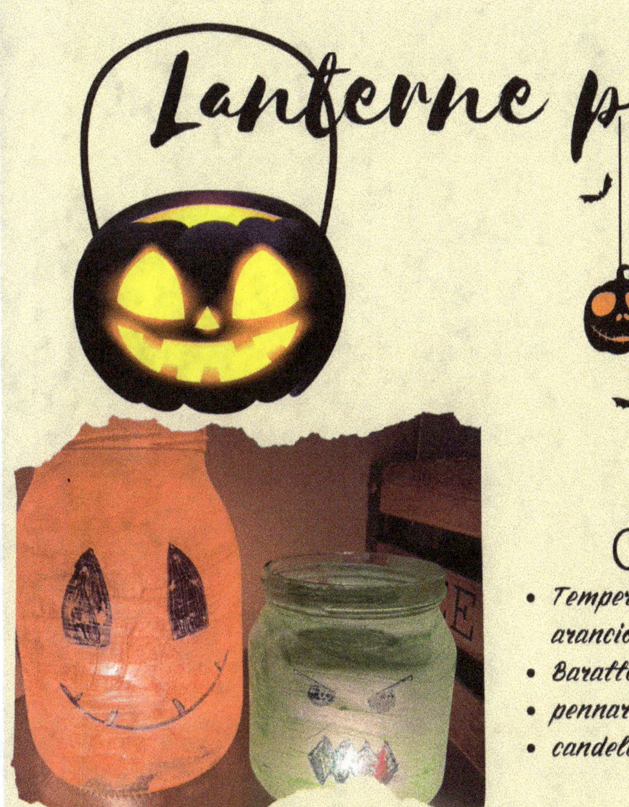

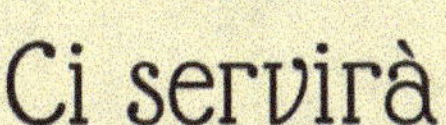

Ci servirà

- *Tempere colorate (noi abbiamo scelto arancione e verde)*
- *Barattoli di vetro*
- *pennarello nero indelebile*
- *candele*

- Dipingiamo i barattoli dei colori che preferiamo, li lasciamo asciugare e diamo anche una seconda passata per accentuare meglio il colore.
- Un adulto ci aiuterà a disegnare degli occhi mostruosi alle lanterne
- Inseriamo all'interno della lanterna una candela piccola. Spegniamo la luce e....BOOOOO! Che spavento!

Zucche in busta

Ci servirà

- *Colore acrilico arancione*
- *Pennarello nero*
- *Busta trasparente*

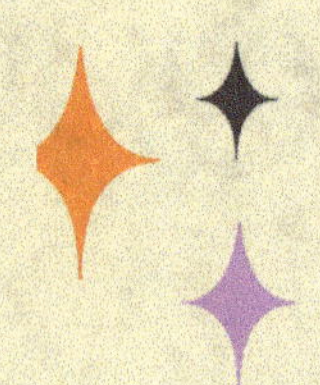

- Disegnate una zucca nella busta trasparente
- Versate l'acrilico dentro la busta
- Chiuderela con lo scotch di modo che il colore non possa fuoriuscire
- riempire la zucca spostando il dito sul.colore

Pasta di Halloween

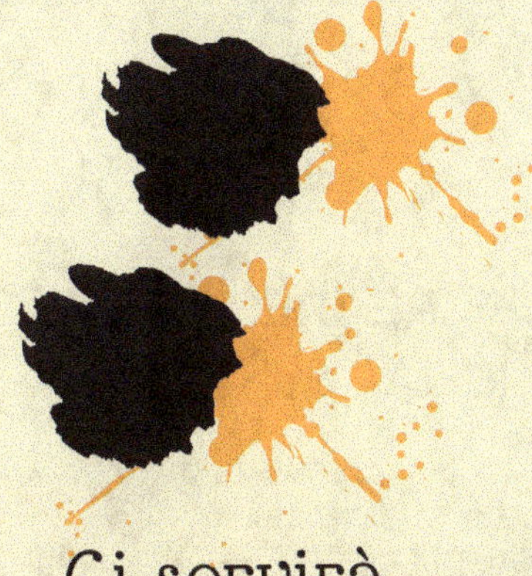

Ci servirà

- *coloranti alimentari (arancione e nero)*
- *vassoio*
- *buste gelo*
- *pinze*
- *riso*
- *pasta a piacere che si possa prendere con le pinze*

- Mettiamo il riso in una busta gelo con delle gocce di colorante alimentare e scuotiamo
- facciamo lo stesso con la pasta utilizzando il colore nero
- mettiamo il riso e la pasta in un vassoio e lasciamo asciugare
- Una volta asciutta i nostri figli potranno affinare la loro manualità prendendo la pasta più grande con la pinza e con un cucchiaio, fare i travasi di riso

p.s. qualora aveste le farfalle saranno perfette perchè sembreranno pipistrelli!!

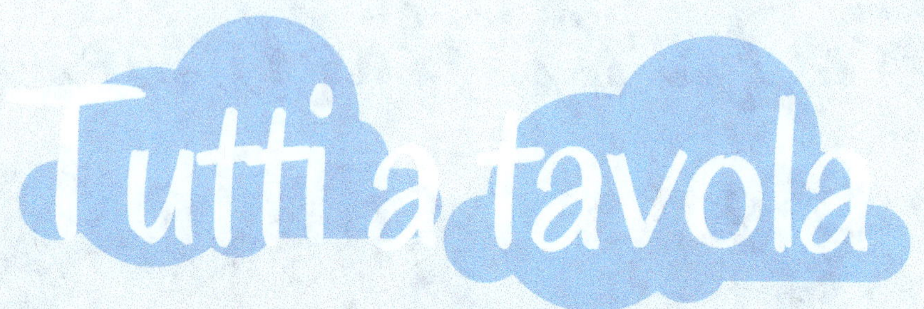

MANGIARE INSIEME È CREARE
RICORDI DI FAMIGLIA

Perché un arcobaleno?

Perché i ricordi che vogliamo regalare a tavola sono ricordi a colore, ricordi che getteranno le basi per il loro futuro.

Perché la nostra cucina questo è : un tripudio di colori che la nostra terra ci regala in ogni stagione e allora perché non creare un arcobaleno già a tavola?

Forse, se frughiamo nel nostro cassetto dei ricordi, i pranzi in famiglia sono quelli che ricordiamo con immenso calore ed è da lì che possiamo cominciare a lavorare con i nostri bimbi.

Mangiare insieme, scambiarsi racconti della giornata può creare in loro un clima sereno e un rapporto col cibo che ne trarrà solo giovamento.

Possiamo farlo. Aiutiamoli a 'fidarsi' del cibo e a conoscerlo per la bellezza che racchiude

Ricette con legumi

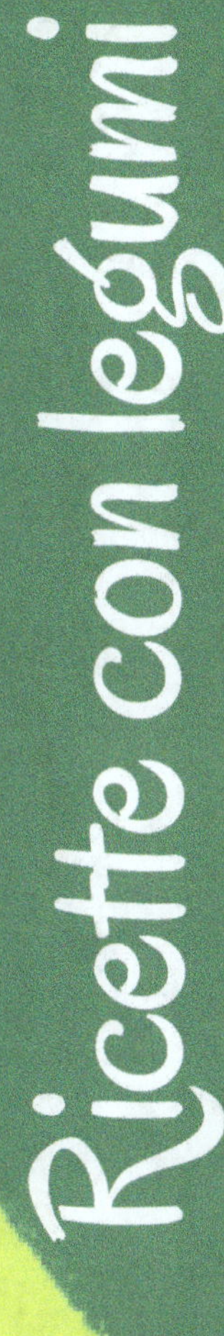
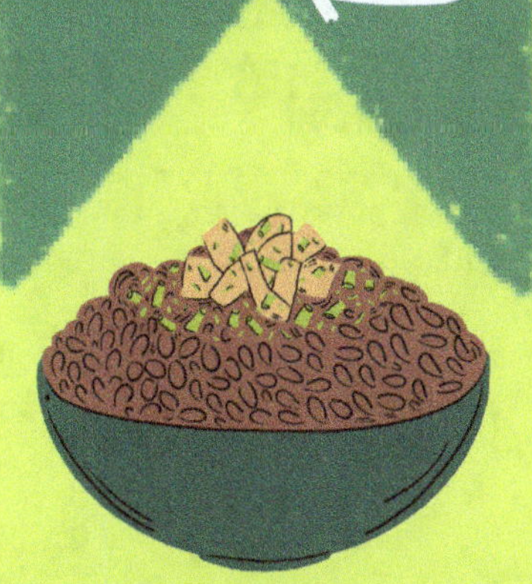
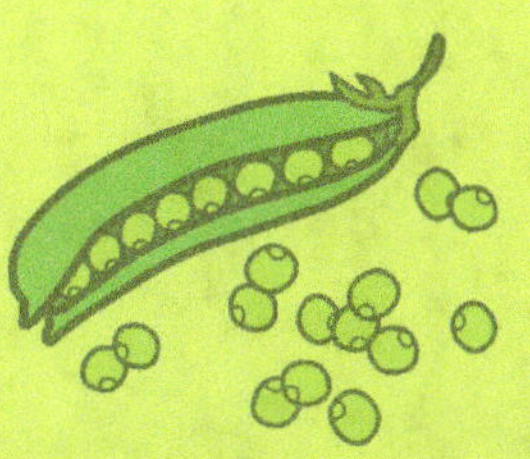
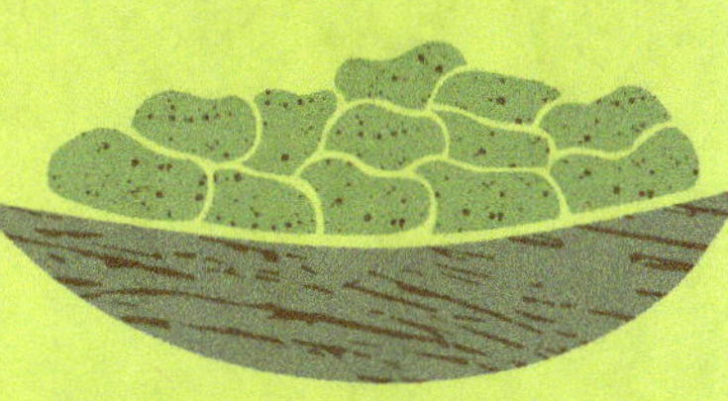
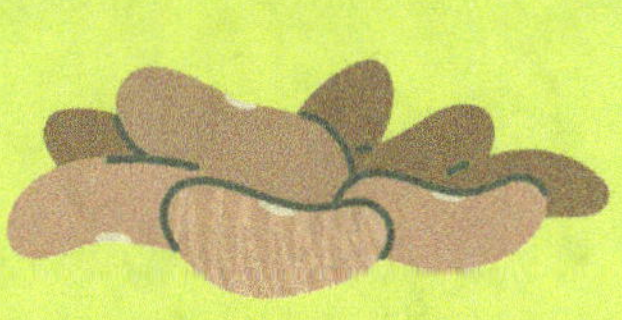

POLPETTE QUINOA E BORLOTTI CON CREMA DI ZUCCA E PORRI

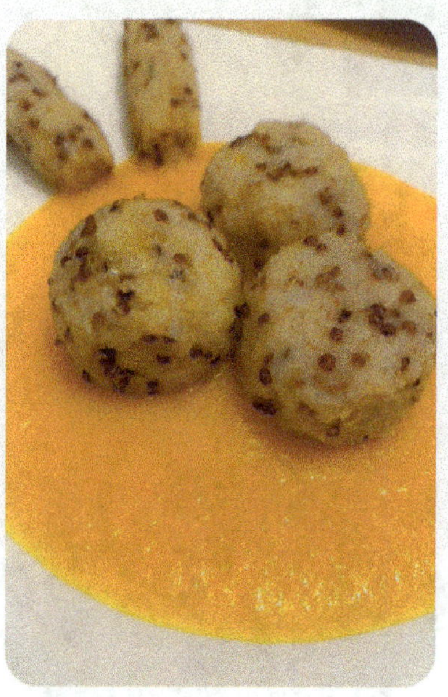

INGREDIENTI X 3

- 1 barattolo di fagioli borlotti precotti
- 200 gr di quinoa (peso cotto)
- 400 gr di zucca (peso crudo)
- 2 cucchiai di pangrattato
- 1 fetta spessa di porro tagliata poi a fettine sottili
- Rosmarino
- Aglio

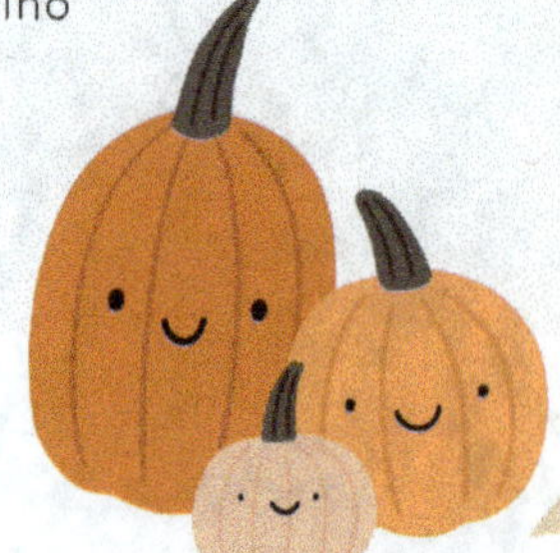

PROCEDIMENTO

- Se usate borlotti in vetro precotti sciacquateli e insaporiteli con olio aglio e rosmarino in una pentola . Fateli cuocere un pochino e poi passateli nel passaverdure o come me nello schiacciapatate (vedi video nelle foto)
- Cuocete la quinoa come indicazioni sulla scatola (io ne ho cotti 200 gr crudi e da cotta ne ho prelevati i 200 che mi servivano)
- Fatela freddare ed unitela in una ciotola con la crema di borlotti ed il pangratytato
- Formate delle polpette tonde o lunghe , poggiatele su teglia con carta forno ed un goccio di olio sopra, in forno caldo ventilato a 190 gradi per massimo 10 minuti.
- Nel frattempo avrete cotto la zucca a pezzetti con il porro e l'olio in una pentola, aggiungendo un pochino di acqua, non appena tenera frullatela e servitela con le polpette

ZUPPA D'ORZO CON AZUKI, BATATA DOLCE E ZUCCA

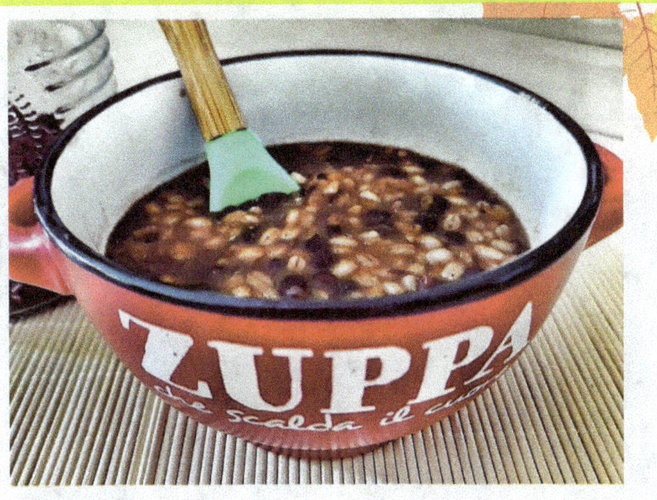

INGREDIENTI X 4

- 280 gr di orzo
- 1 grande batata dolce
- 3 metà zucca
- fagioli azuki lessati
- 1 cucchiaio di concentrato di pomodoro
- soffritto (scalogno, carota e sedano)
- acqua e olio EVO
- brodo o acqua
- rosmarino

PROCEDIMENTO

- Fate un finto soffritto (acqua e olio) di aglio e rosmarino
- saltate la batata e la zucca unendo i fagioli precedentemente cotti.
- Ricoprite con il brodo e fate andare a fiamma lenta.
- Una volta raggiunto il bollore versate l'orzo e aspettato la sua cottura aggiungete il concentrato di pomodoro

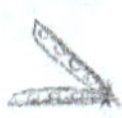

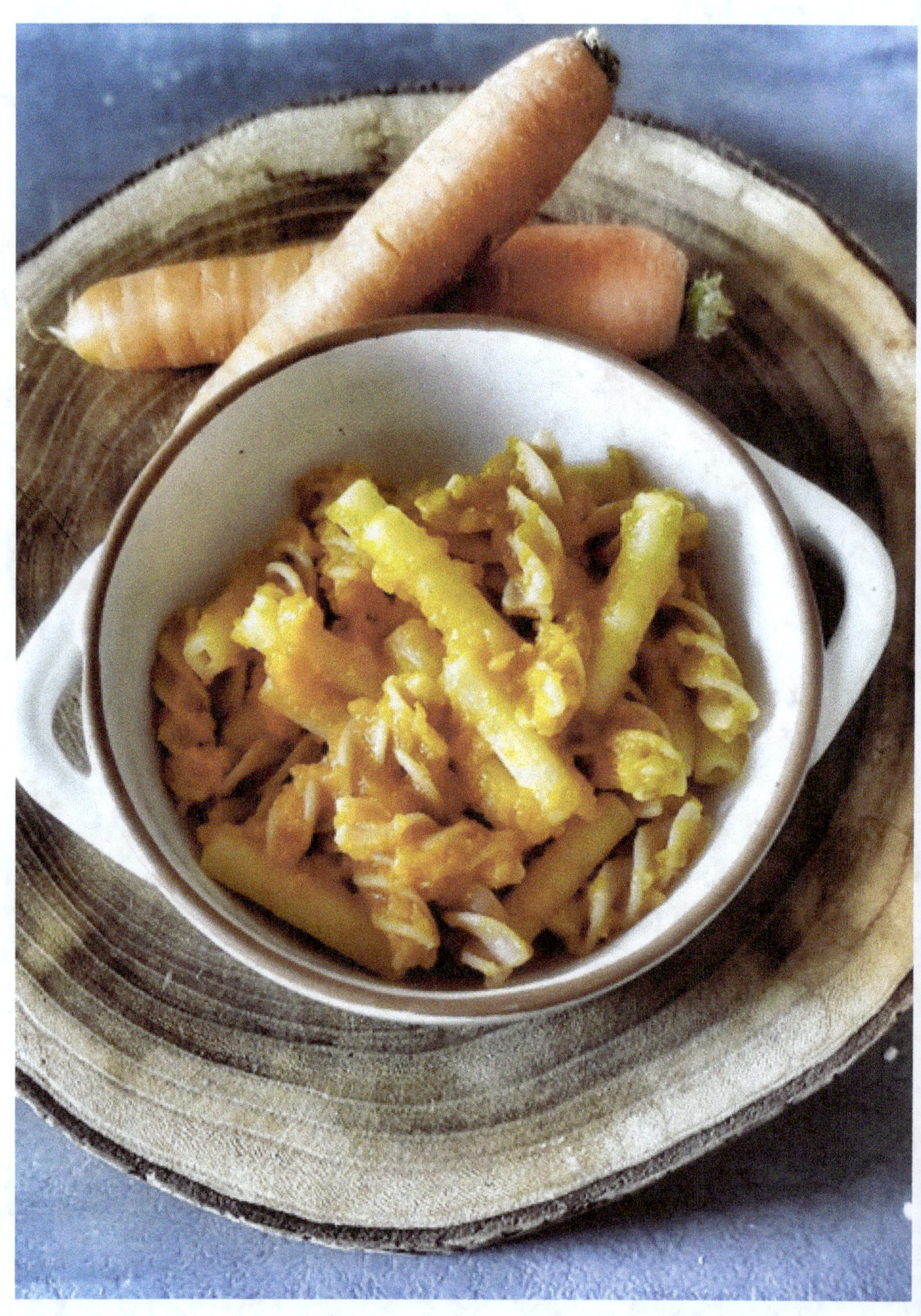

PASTA BICOLORE DI LEGUMI IN SALSA DI CAROTE

INGREDIENTI

- Ingredienti:
- metà pasta di farina di ceci (potete utilizzare anche quella di lenticchie)
- metà pasta di grano duro
- 3 carote
- Olio q.b.
- 1 cucchiaino di curcuma (e un pizzico di pepe che servirà per attivare i benefici della curcuma
- sale (qualora già lo utilizzaste)

PROCEDIMENTO

Pelate e lavate le carote. Lessatele o cucinatele al vapore.
Una volta pronte le frullate unendo un goccio d'olio e la curcuma con il pepe
Condite la vostra pasta e consumare calda

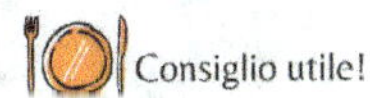 Consiglio utile!

La pasta fatta con farina di legumi è a tutti gli effetti una proteina in quanto fatta solo ed esclusivamente con farina di legumi decorticati. Quindi super adatta in svezzamento

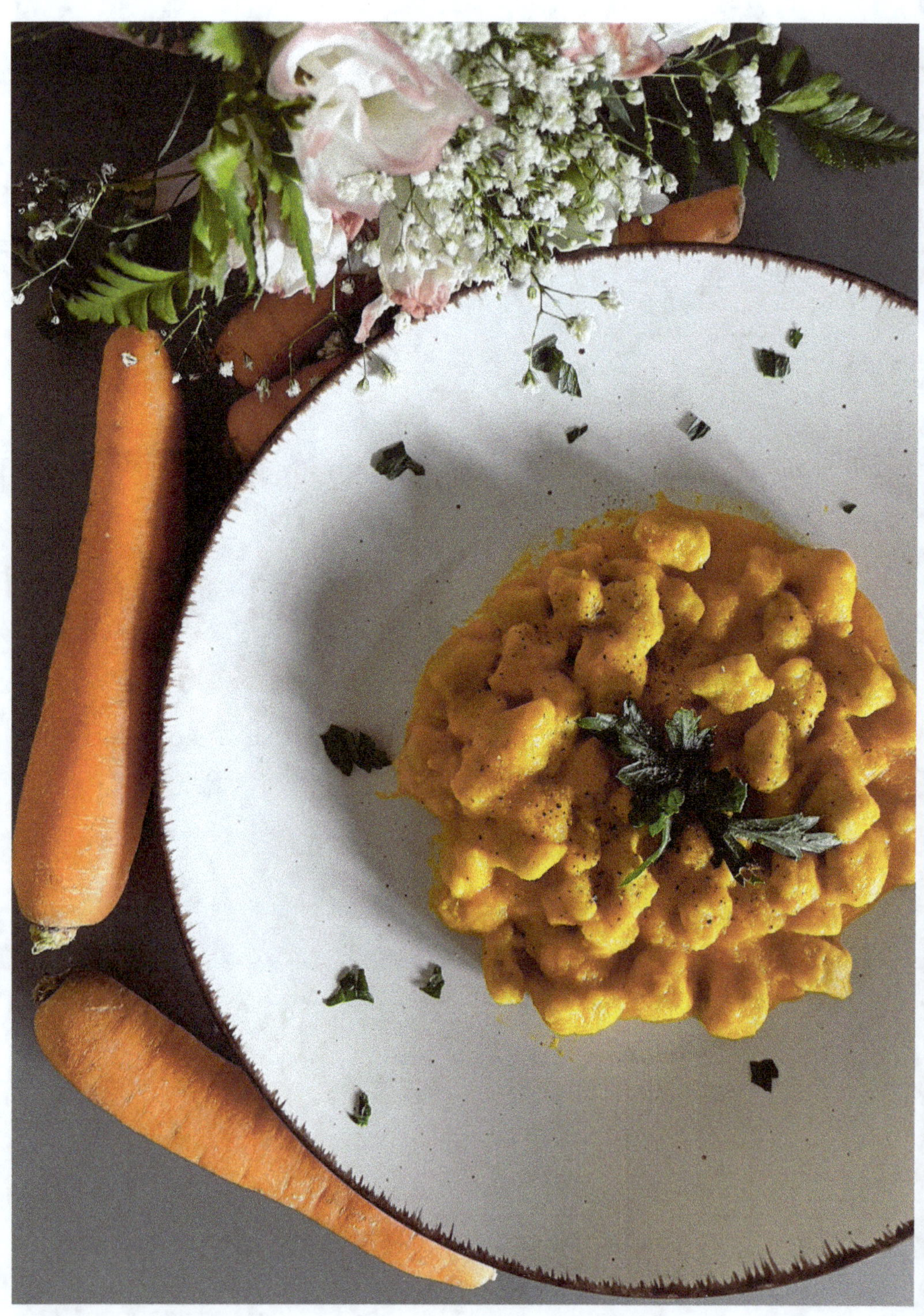

GNOCCHI DI CECI CON CREMA DI CAROTE E SALVIA

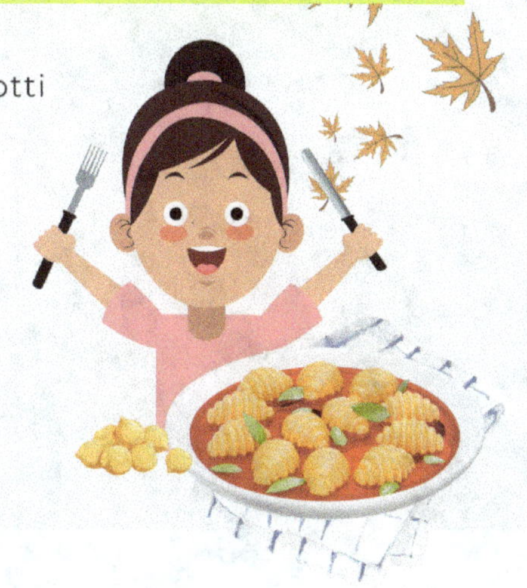

INGREDIENTI X 2

- Un barattolo di ceci precotti
- 65 gr di farina 00
- Olio extravergine
- 3 carote bollite
- Salvia q.b
- Pepe (facoltativo)
- Aglio in polvere
- Prezzemolo

PROCEDIMENTO

- Frullate i ceci con un generoso giro di olio , deve venire una crema molto densa, unite in ciotola con la farina finché non sarà facilmente lavorabile. Fate dei salsicciotti e tagliate gli gnocchi.
- Intanto cuocerete le carote bollite o al vapore. Le frullate con il minipimer, l'aglio, il pepe, la salvia, l'olio e un goccio della loro acqua di cottura.
- Mescolate in padella la crema con gli gnocchi precedentemente cotti in acqua bollente finché non salgono a galla. Aggiungete prezzemolo al piatto.

Consiglio in svezzamento 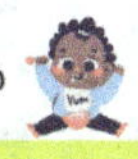

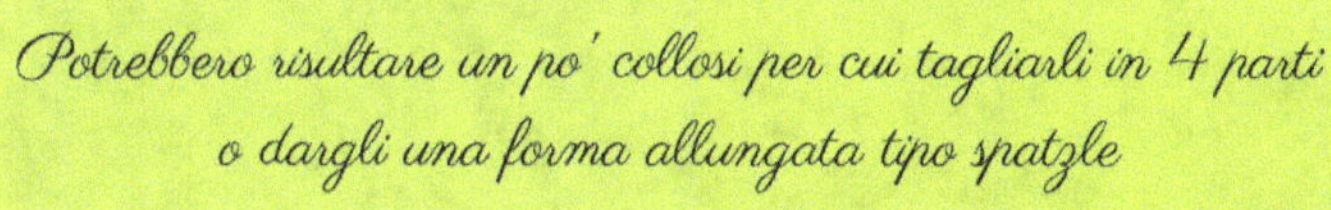

Potrebbero risultare un po' collosi per cui tagliarli in 4 parti o dargli una forma allungata tipo spatzle

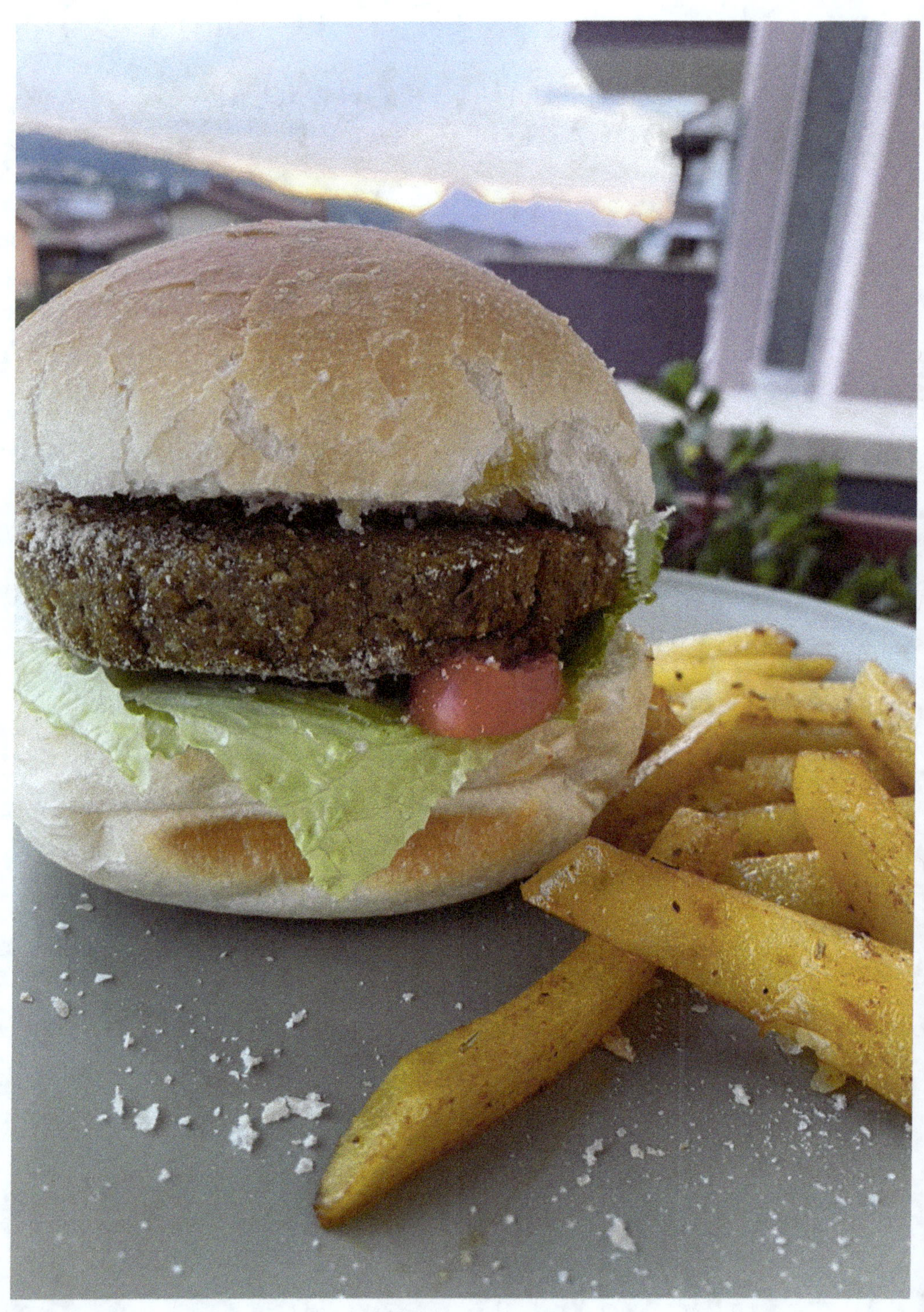

BURGER DI LENTICCHIE E MELANZANE

INGREDIENTI X 2 GRANDI
ED 1 PICCOLO

- 1 melanzana cotta al vapore
- 150 gr di lenticchie precedentemente cotte (scolate dal sughetto o acqua)
- 4 cucchiai di farina di mandorle(se non l'avete aggiungete solo pangrattato)
- pangrattato quanto basta per rendere l'impasto lavorabile
- un po' di aglio in polvere
- curcuma a piacere

PROCEDIMENTO

- Prendete le lenticchie precedentemente cotte ed unitele alla melanzana cotta a vapore a pezzetti. Frullate tutto, aggiungete la farina di mandorle e il pangrattato, la curcuma e l'aglio, un pizzico di sale (> 12 m) e mescolate finché l'impasto non smette di incollarsi alle mani.
- Adagiate su teglia con carta forno un coppapasta e mettete il composto all'interno livellandolo (un coppapasta più piccolo per i bimbi) poi con le mani date una forma più rotondeggiante, cospargete con pochissimo pangrattato e olio e infornate a 200 gradi per 10 minuti.

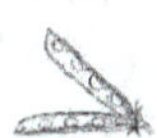

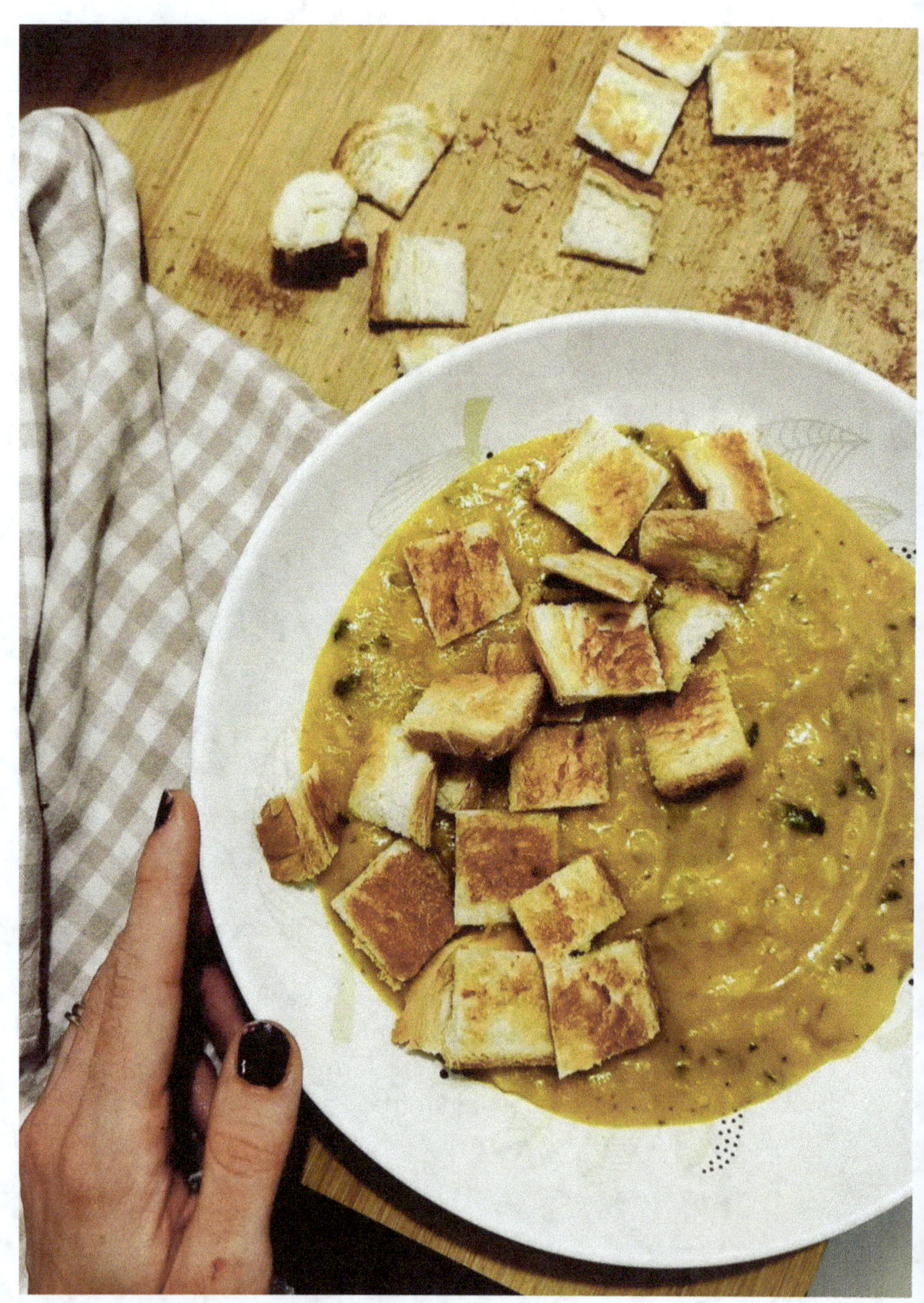

VELLUTATA DI CANNELLINI ZUCCA E PATATE

INGREDIENTI X 3

- 500 gr di zucca delica o butternut (peso da pulita)
- 4 patate piccole
- 1 zucchina
- Una fetta spessa di cipolla
- Un barattolo in vetro di fagioli cannellini
- Brodo vegetale o acqua calda
- Pane per crostini
- Prezzemolo (facoltativo)

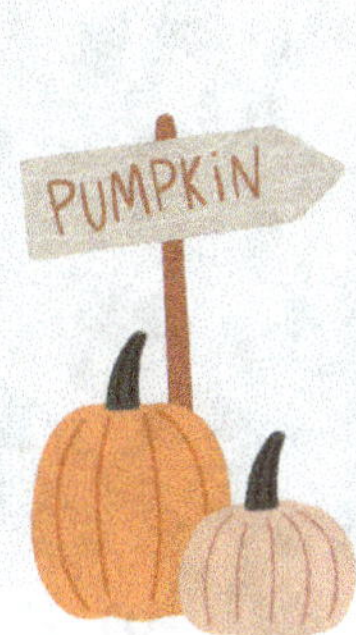

PROCEDIMENTO

- Preparate un finto soffritto con olio acqua e cipolla, stufate per bene e aggiungete la zucchina tagliata grossolanamente e la zucca in pezzi, fate insaporire 5 minuti a fuoco basso girando spesso,
- Aggiungete le patate a tocchetti e coprite con il brodo vegetale per circa 20 minuti. Dopodiché unite i fagioli sciacquati, fate cuocere altri 10 minuti al massimo e spegnete il fuoco.
- Frullate lasciando alcuni pezzi più interi (ma se avete bimbi piccoli frullate tutto in crema),tostate il pane ed impiattate il tutto con un bel giro di olio extravergine di oliva.

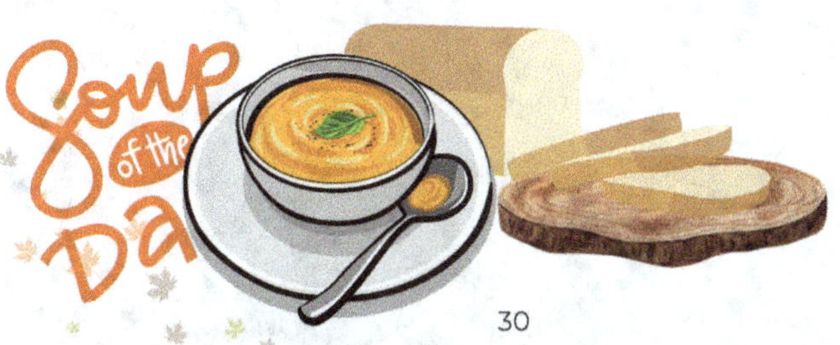

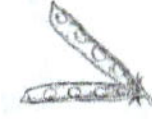

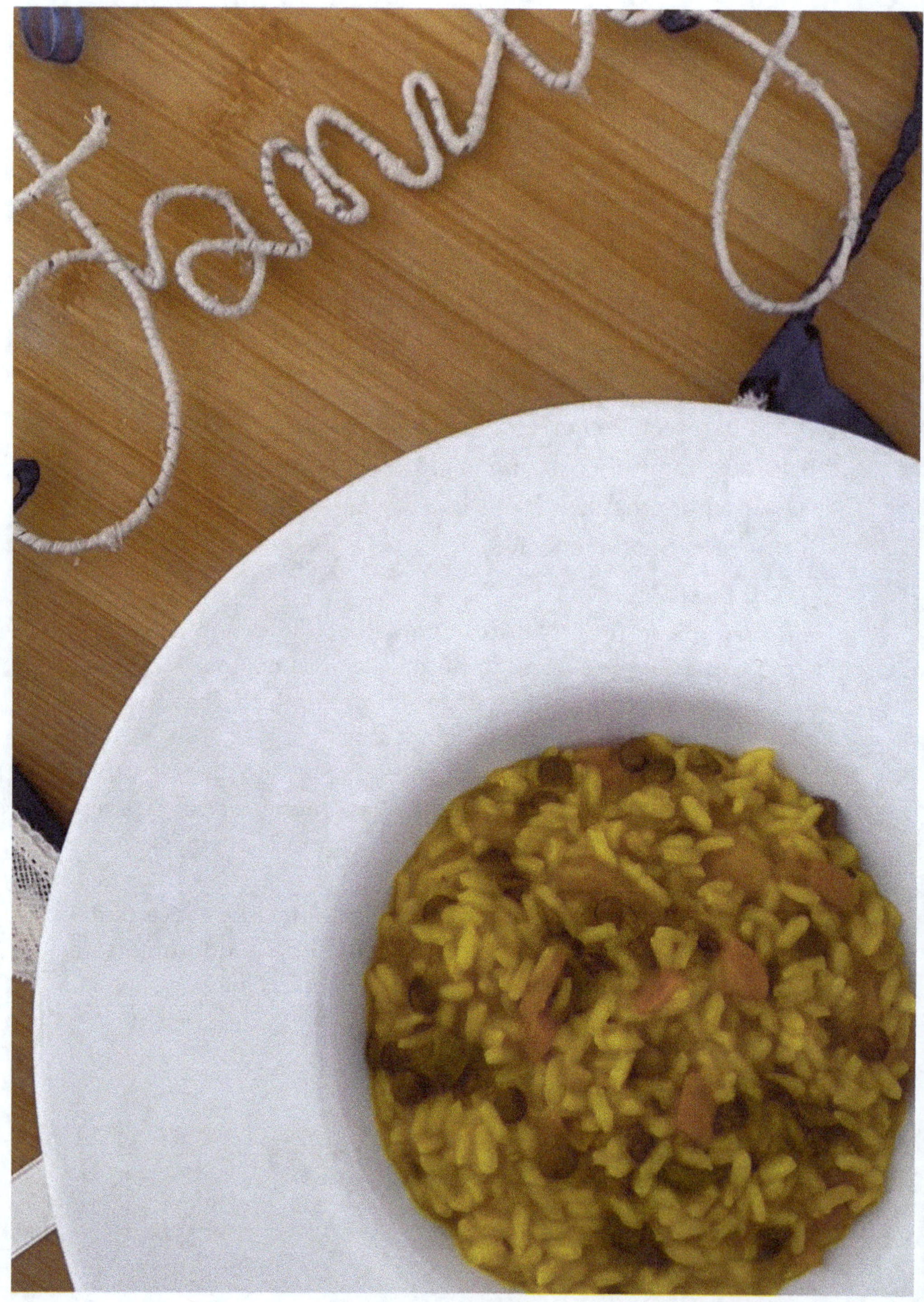

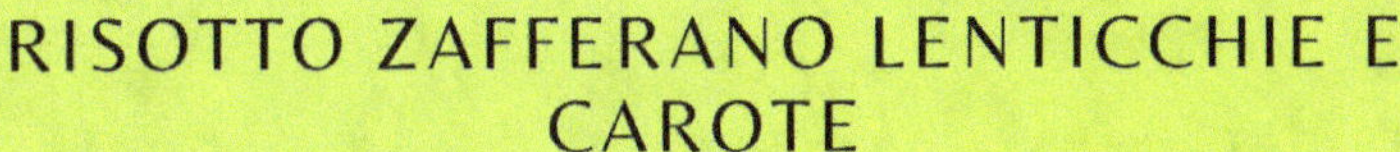

RISOTTO ZAFFERANO LENTICCHIE E CAROTE

INGREDIENTI X 2

- 100 gr di riso carnaroli
- 3 carote
- 80 gr di lenticchie secche o decorticate per i più piccini
- 1 bustina di zafferano
- Brodo vegetale 1lt o acqua calda
- 1/2 costa di sedano
- 1 spicchio di aglio

PROCEDIMENTO

- In una pentola unite olio,aglio,il sedano e le carote a tocchetti, un po di acqua e far rosolare, aggiungete le lenticchie sciacquate, rosolare due minuti e coprire di brodo.
- Ripetere l'operazione finché non sarà tutto abbastanza cremoso. In una padella dai bordi alti scaldate un po' di olio, far saltare il riso per due o tre minuti e coprite con il brodo finché a metà cottura aggiungerete lo zafferano sciolto in una tazzina di brodo caldo,
- Continuate la cottura sempre aggiungendo poco brodo e a questo punto unire anche le verdure e le lenticchie.

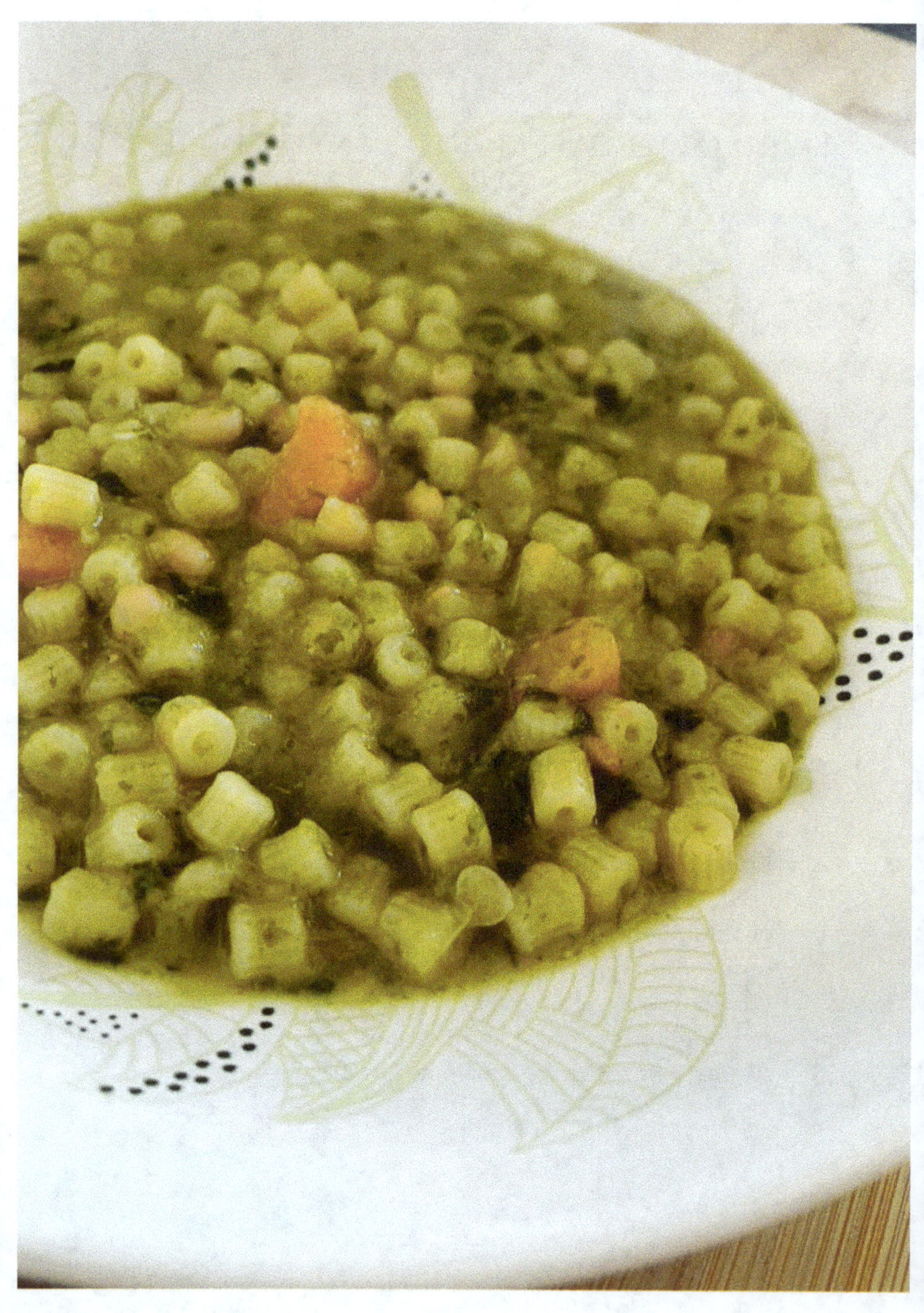

PASTA CON CREMA DI SCAROLE E FAGIOLI

INGREDIENTI X 4

- 1 scarola liscia bollita
- 1 barattolo di fagioli in vetro sciacquati (cannellini,tondini)
- 1 carota
- 1 spicchio di aglio
- 2 cucchiai di salsa di pomodoro
- Pasta che preferite

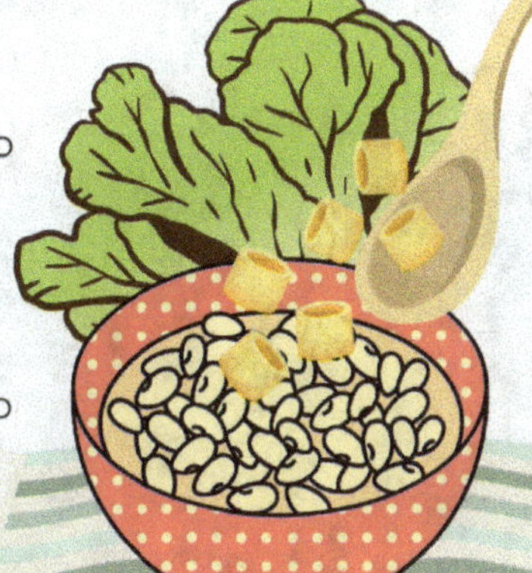

PROCEDIMENTO

- Dopo aver bollito la scarola la mettete a scolare in uno scolapasta, intanto fate un finto soffritto con l'aglio, l'olio e l'acqua, tagliate la carota a pezzetti e la unite.
- Fate stufare un po', aggiungete la salsa, dopo un paio di minuti i fagioli e mescolate, unite una presa piccola di sale se non avete già salato la scarola nell'acqua, aggiungete acqua e fate cuocere i fagioli per circa 10 minuti. Non appena l'acqua si sarà asciugata unite la scarola tagliata a pezzetti, la mescolate bene ai fagioli e aggiungete un altro po di acqua cuocendo per altri 5 minuti e infine date una veloce frullata al tutto. (Ricordatevi di eliminarle l'aglio!)
- Da questo momento cuocete la pasta che preferite direttamente nel condimento unendo a più prese acqua calda. La cottura in questo modo rende la pasta più cremosa e saporita.

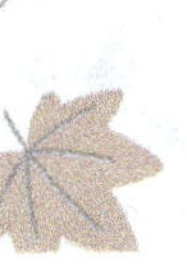

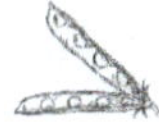

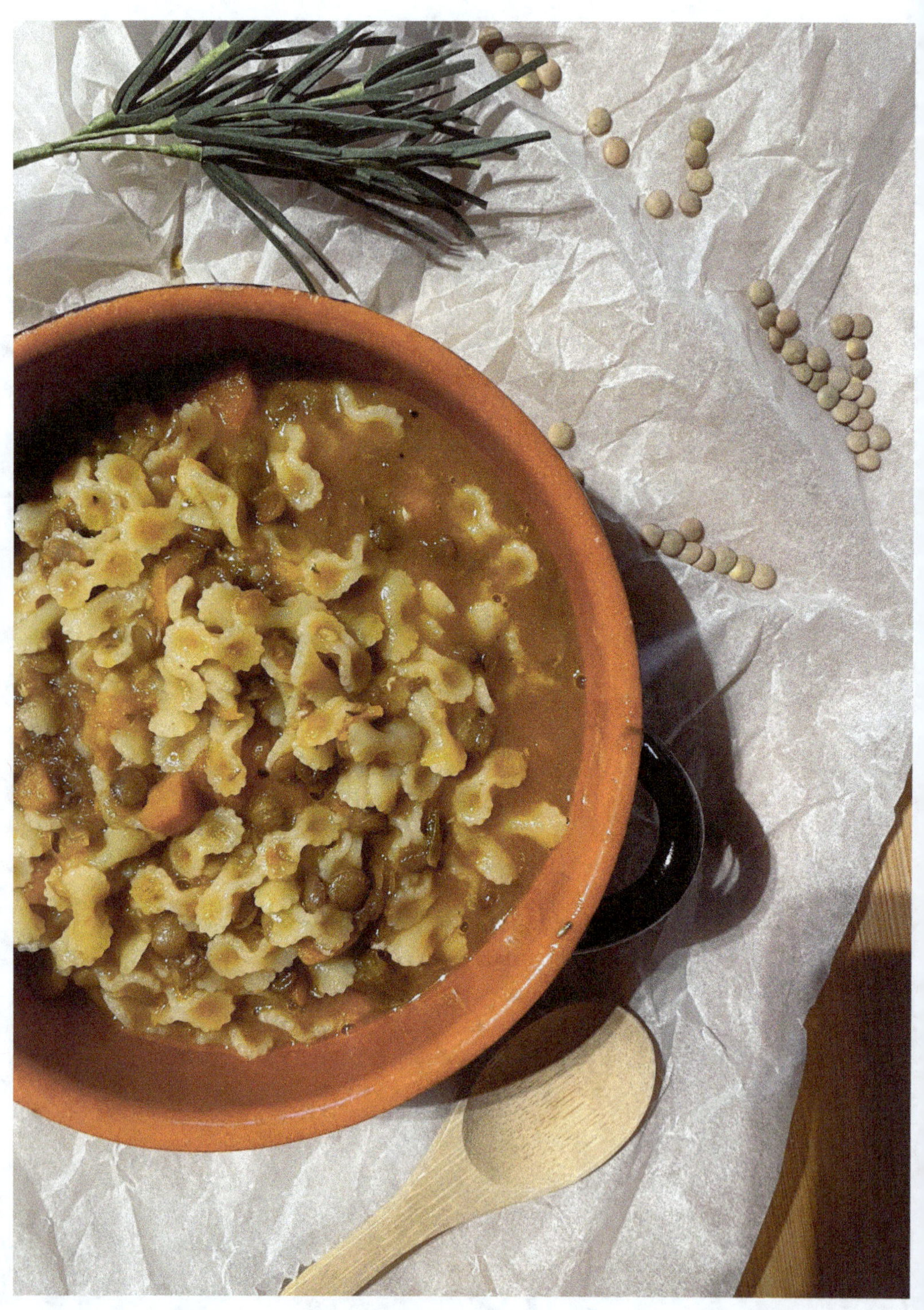

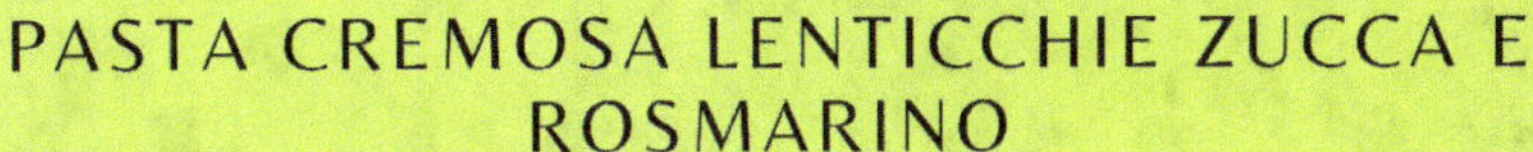

PASTA CREMOSA LENTICCHIE ZUCCA E ROSMARINO

INGREDIENTI X 4

- 100 gr lenticchie medie secche o decorticate
- 150 gr di zucca pulita
- 1 carota
- un po' di sedano
- uno spicchio di aglio
- una tazza di salsa di pomodoro
- rosmarino
- salvia

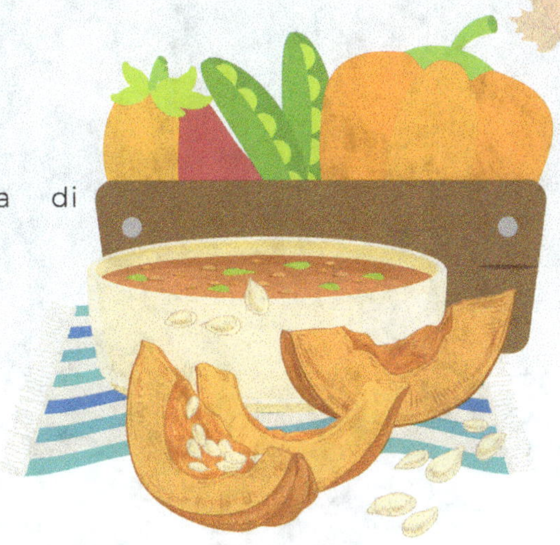

PROCEDIMENTO

- .in un tegame rosolate la carota il sedano a dadini con l'aglio .
- Quando avranno stufato a fiamma bassa unite le lenticchie sciacquate bene e la salsa. Insaporite con rosmarino e salvia, aggiungete la zucca tagliata a tocchetti e allungate con acqua calda a coprire fine non sarà tutto cotto.
- Date un paio di frullate lasciando però la maggior parte del condimento intero, aggiungete la pasta all'interno , unite acqua e fate cuocere.

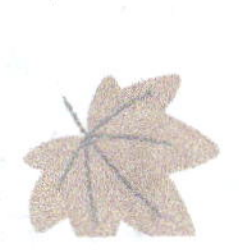

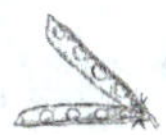

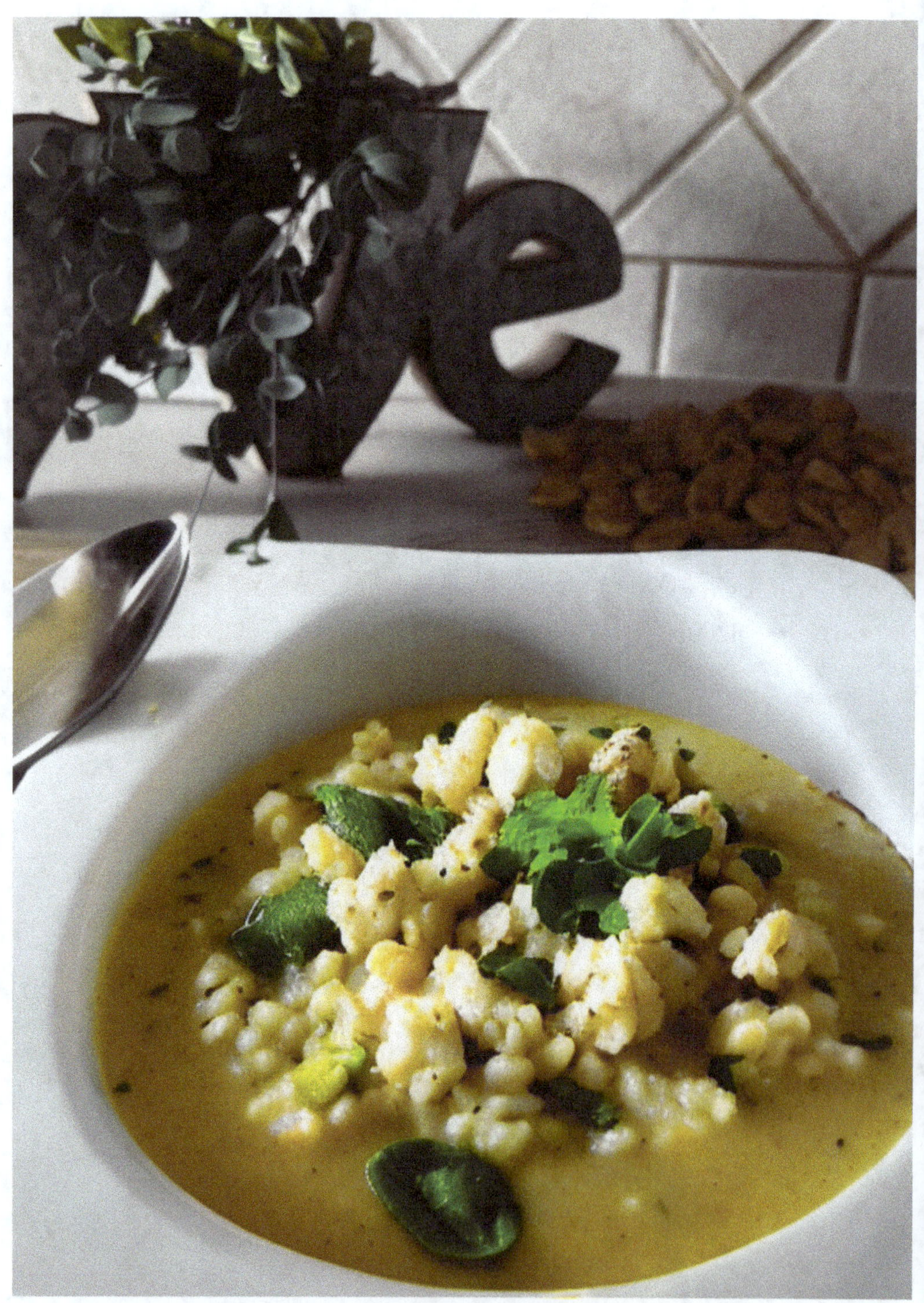

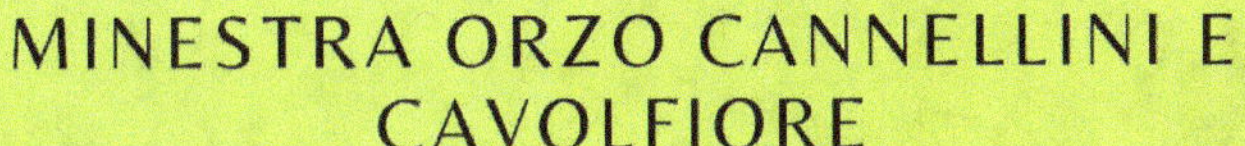

MINESTRA ORZO CANNELLINI E CAVOLFIORE

INGREDIENTI X 4

- un barattolo di cannellini precotti e sciacquati
- 150 gr di orzo perlato
- 200 gr di cavolfiore (peso crudo)
- brodo vegetale o acqua calda
- curcuma (se piace)
- aglio
- olio
- basilico

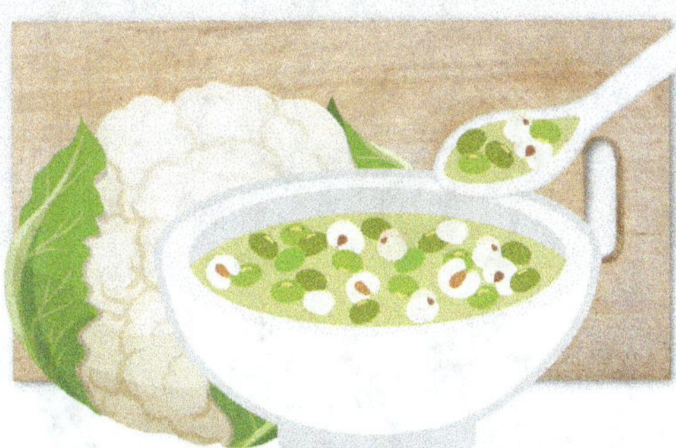

PROCEDIMENTO

- .in un tegame rosolate l'aglio con l'olio e unite le cime di cavolfiore tagliate piccole piccole, quasi grattugiate. . Sfumate con il brodo e aggiungete anche l'orzo sciacquato bene sotto l'acqua corrente.
- Fate cuocere tutto per circa 30 minuti aggiungendo brodo o acqua calda all'occorrenza.
- Quando tutto sarà teneri aggiungete sale se lo share, curcuma, e i fagioli precotti, mescolate e lasciate cuocere un altro po così che i fagioli rendano tutto più cremoso.
- Aggiungeye foglie di basilico o rosmarino al piatto

Consiglio in svezzamento 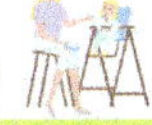

In svezzamentoi cereali come orzo farro avena è meglio frullarli come suggeriscono le linee guida

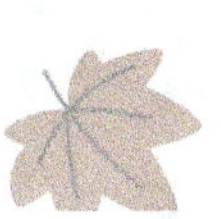

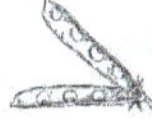

Ricette di carne

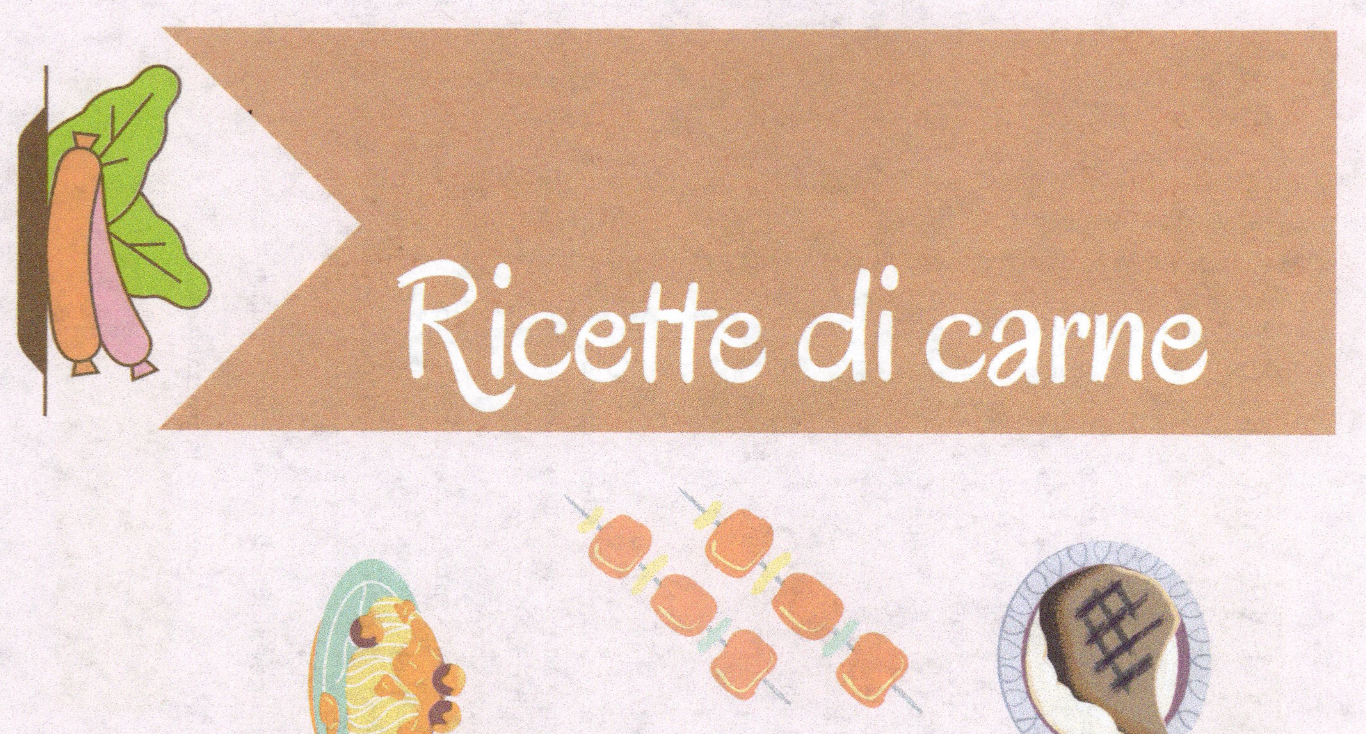

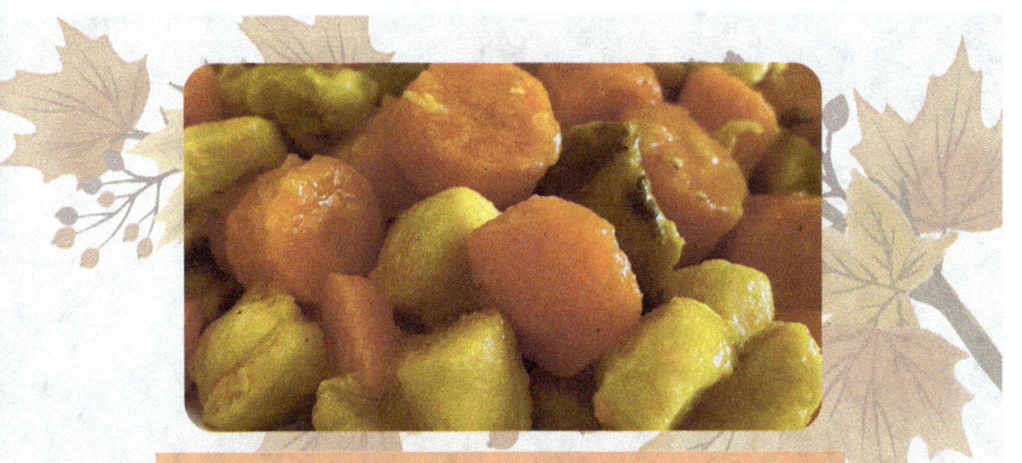

POLLO SPEZIATO E CAROTE

INGREDIENTI X 4

- 2 sovracosce di pollo
- 5 carote
- 1 cipollina fresca
- 1 spicchio di aglio
- curcuma
- pepe nero
- sale

PROCEDIMENTO

- Pulite per bene la carne dall'osso. Fatela a bocconcini piccolini avendo cura di togliere qualche parte cartilaginosa, mettete in padella olio, aglio schiacciato, la cipoll affettata sottile a rondelline, un po' di acqua e facciamo stufare, aggiungiamo il pollo e alziamo un po' la fiamma per farlo rosolare bene, quando avrà preso colore uniamo le carote pulite e tagliate come preferite (io le ho fatte a pezzi grossolani per evitare si sfaldassero durante la cottura più prolungata ma a Gioele le taglio nel piatto)unite acqua a coprire e a fiamma medio bassa, con coperchio, su fate andare finché non si sarà del tutto asciugata.
- Continuate un po' a rosolare il tutto, unite le spezie e un altro goccio d'acqua (tazzina), 5 minuti e poi servite !

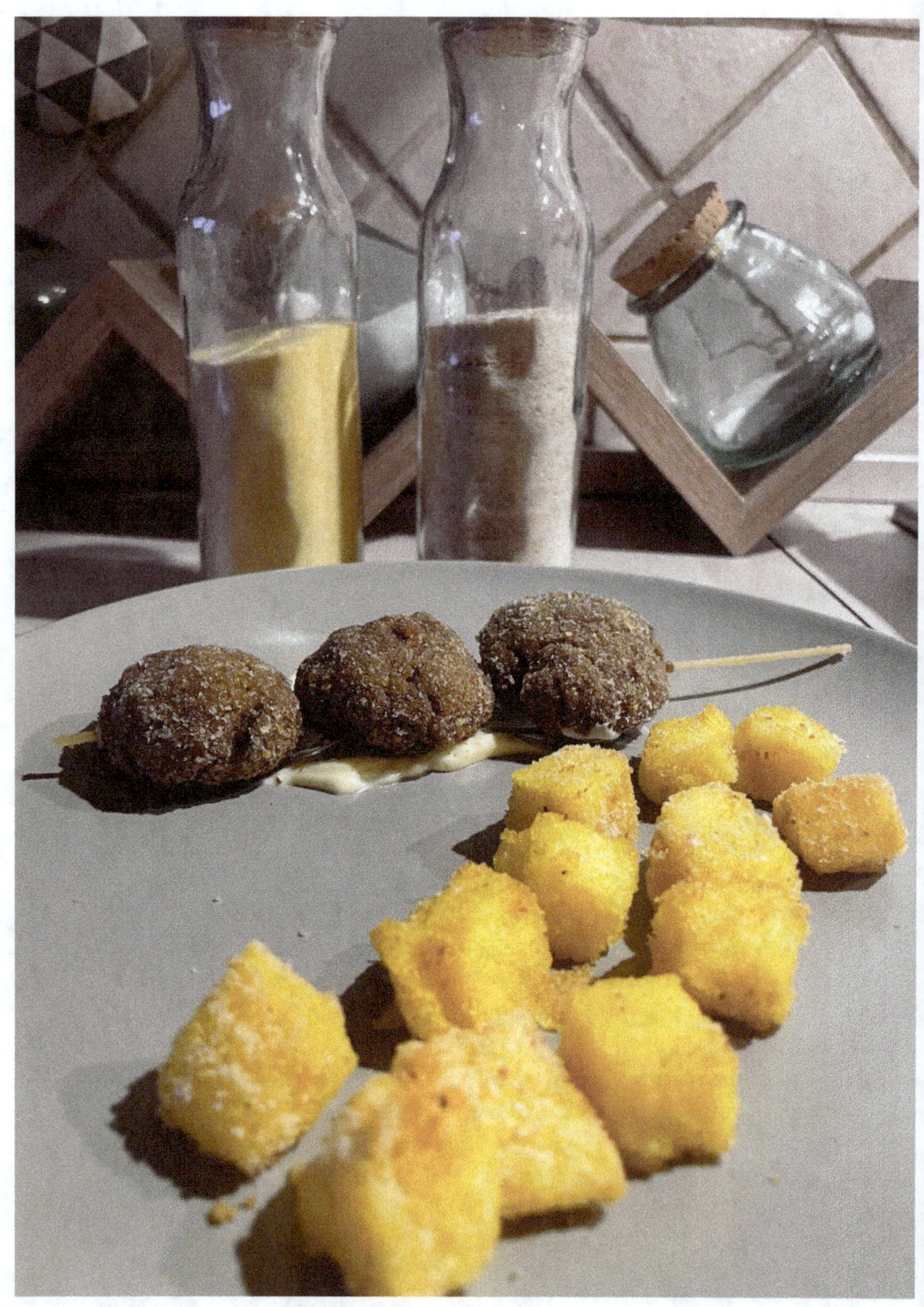

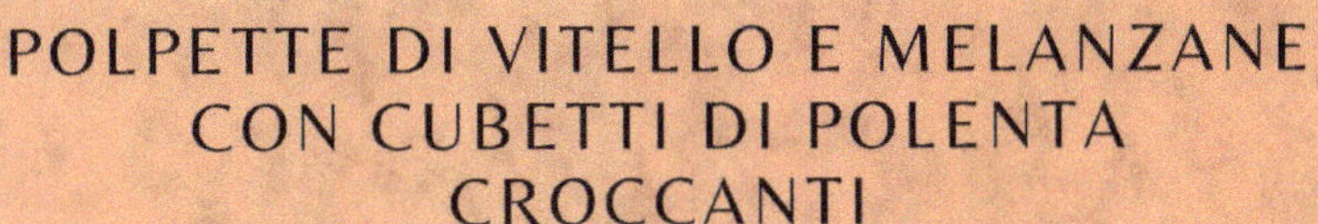

POLPETTE DI VITELLO E MELANZANE CON CUBETTI DI POLENTA CROCCANTI

Per le polpette

- 400 gr di macinato di vitello
- 2 melanzane
- Mollica di pane o pancarrè
- Pangrattato
- Prezzemolo
- Latte o acqua

PROCEDIMENTO

- Cuocete le melanzane in padella con olio ahlio e un po' di acqua eliminando precedentemente con un pelapatate la buccia.
- Dopodiché una volta freddate unitele in ciotola con il pane ammorbidito nel latte (o acqua)e strizzato bene. Mescolate, unite il macinato, il prezzemolo e il pangrattato finché non smetteranno di incollarsi alle dita.
- Rituffatele nel pangrattato e cuocete in forno a 200 gradi per 15 min. Potete servirle su degli spiedini come ho fatto io con queste chips di polenta

Per la polenta croccante

- Polenta istantanea se la trovate quella gia pronta in vaschette, si deve solo tagliare in cubetti. Altrimenti va bene quella istantanea da cuocere
- pangrattato
- parmigiano
- spezie a piacere
- olio extravergine

PROCEDIMENTO

- Cuocete e raffreddate la polenta istantanea stendendola con uno spessore di un dito su carta forno.
- tagliatela in cubetti, passatela nell'olio con le spezie (curcuma, curry, rosmarino ecc) e poi nel pangrattato
- cuocete in forno finché non sarà croccante

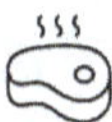

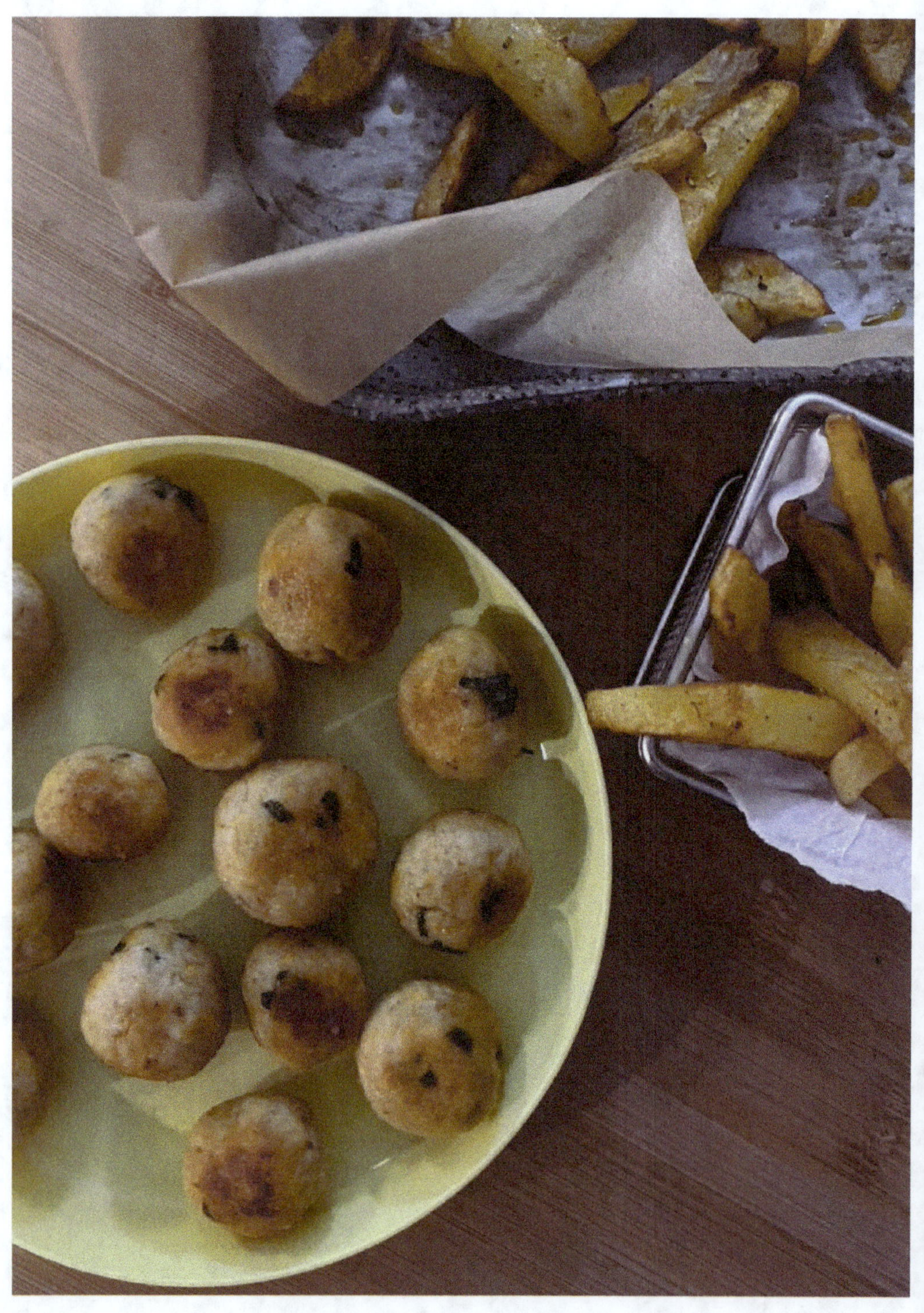

POLPETTE POLLO BROCCOLI E PATATE

INGREDIENTI X 4

- 1 broccolo bollito
- 2 patate medie cotte al vapore o bollite
- 150 gr di petto di pollo (da frullare) o macinato di pollo
- prezzemolo
- Pangrattato
- Olio extravergine di oliva
- Sale (> 12 mesi)
- Pepe nero macinato
- Un pizzico di curcuma

PROCEDIMENTO

- .Usate metà del broccolo che avete bollito, schiacciatelo con una forchetta per bene, schiacciate anche le patate e date una prima mescolata. Unite sale, prezzemolo abbondante e l'aglio. Ora unite il macinato o il pollo precedentemente frullato nel mixer, aggiungete la punta di un cucchiaino di curcuma e il pepe.
- Aggiungete pangrattato finché non resteranno belle compatte in mano
- Foderiamo una teglia con carta forno le adagiamo su, inforniamo a 190 gradi forno ventilato finché non saranno dorate da entrambi i lati

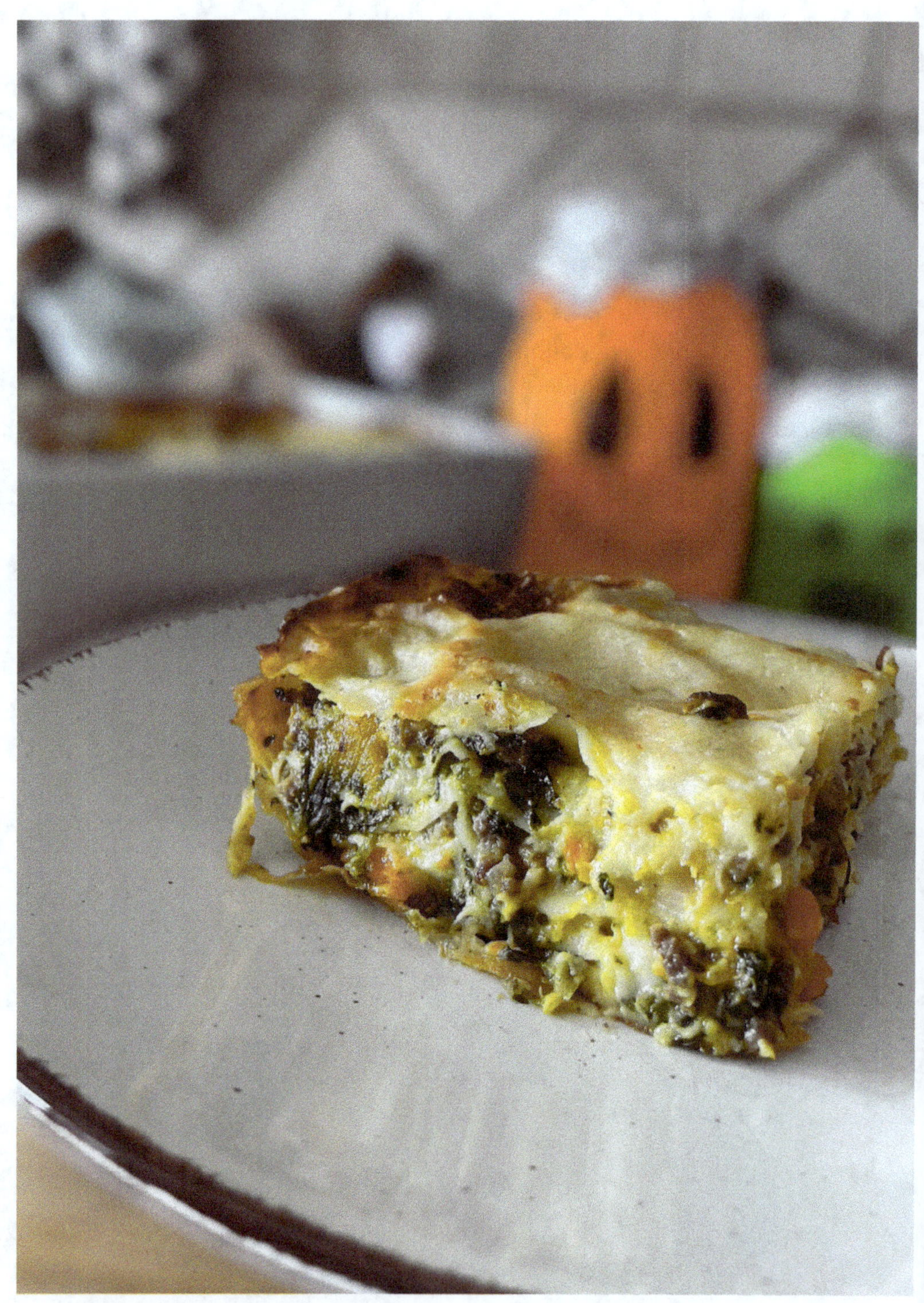

LASAGNE AUTUNNALI
CIME DI RAPA RAGU BIANCO E ZUCCA

INGREDIENTI X 4

- 1 pacco da 12 di lasagne fresche
- 500 gr di macinato scelto di vitello
- 2 carote
- 2 scalogni o cipolla
- 150 gr di come di rapa (peso cotto)
- 200 gr di zucca delica
- 150 ml di Besciamella (fatta in casa con 150 gr di farina e un litro e mezzo di latte)
- Parmigiano
- Noce moscata
- Aglio

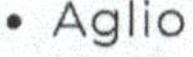

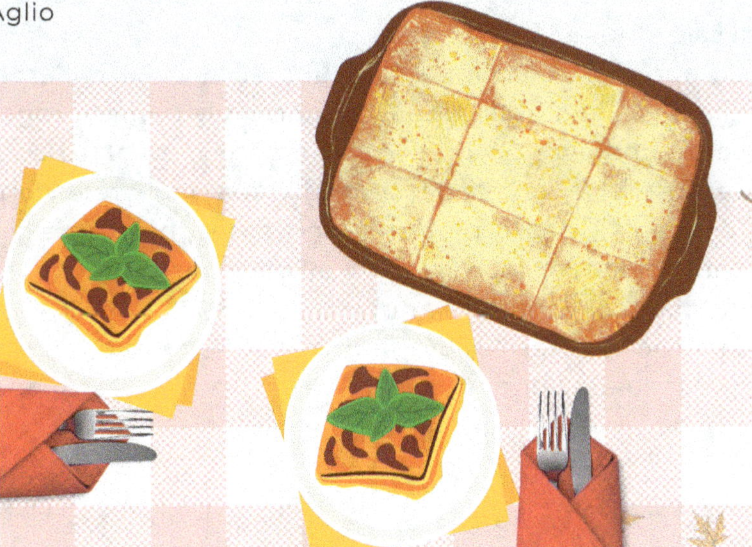

- Tagliate le carote e gli scalogni e cuocete in una pentola con olio extravergine fino a che non saranno belli stufati. Aggiungete la carne trita, mescolate. Fate cuocere per una ventina di min rigirando spesso. Intanto in un'altra padella stufate le cime di rapa (noi usiamo quelle in busta surgelate già cotte per far prima) con olio e aglio, unite anche la zucca a tocchetti, un goccio di acqua e mettete il coperchio a fiamma medio bassa.
- Preparate anche la besciamella mettendo prima la farina in una pentola e poi il latte poco alla volta e mescolate con una frusta senza fermarvi finché non sarà addensata, aggiungete noce moscata de vi piace e il sale.
- Componete le lasagne, fate uno strato di besciamella alla base, le sfoglie di pasta sopra, mettiamo il ragù di carne che avremo precedentemente mescolato con le verdure e la zucca (le cime di rapa tagliatele con le forbici a pezzetti), uniamo altra besciamella e parmigiano e così via fino all'ultimo strato con sola besciamella e parmigiano.
- In forno ventilato a 180 gradi per 30/40 min e gli ultimi 10 con la funzione grill

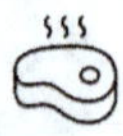

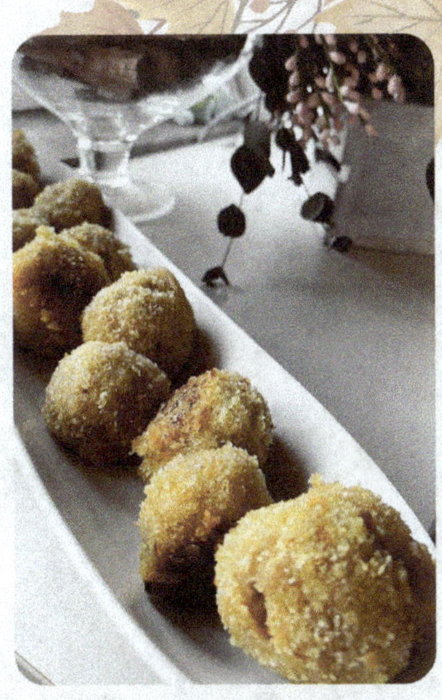

INGREDIENTI X 4

- 350 gr di macinato di vitello di 1 scelta
- 180 gr di zucca (peso da cotta)
- 2 cucchiaini di crema spalmabile 100% mandorle
- Prezzemolo
- Un po' di parmigiano
- Sale (dopo l'anno)
- Olio extravergine di oliva
- Pangrattato qb

PROCEDIMENTO

- Cominciate con il cuocere la zucca al vapore o come me in microonde, l'avevo già congelata a pezzetti e porzionata quindi e'stato più semplice. Una volta cotta schiacciatela e fatela freddare. Unite quando sarà fredda un cucchiaio di olio, aggiungete a questo punto nella ciotola la carne macinata, il sale, il prezzemolo tritato finemente, il parmiglano e la crema alle mandorle. La mia zucca aveva la consistenza di una patata quindi non ho aggiunto pangrattato se fossero troppo morbide unitene un po' e poi date la forma alle polpette come gradite
- A questo punto passatele prima nell'olio e poi nel pangrattato, mettete su teglia con carta forno in forno ventilato a 190 gradi per circa 10/15 min.

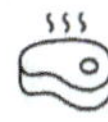

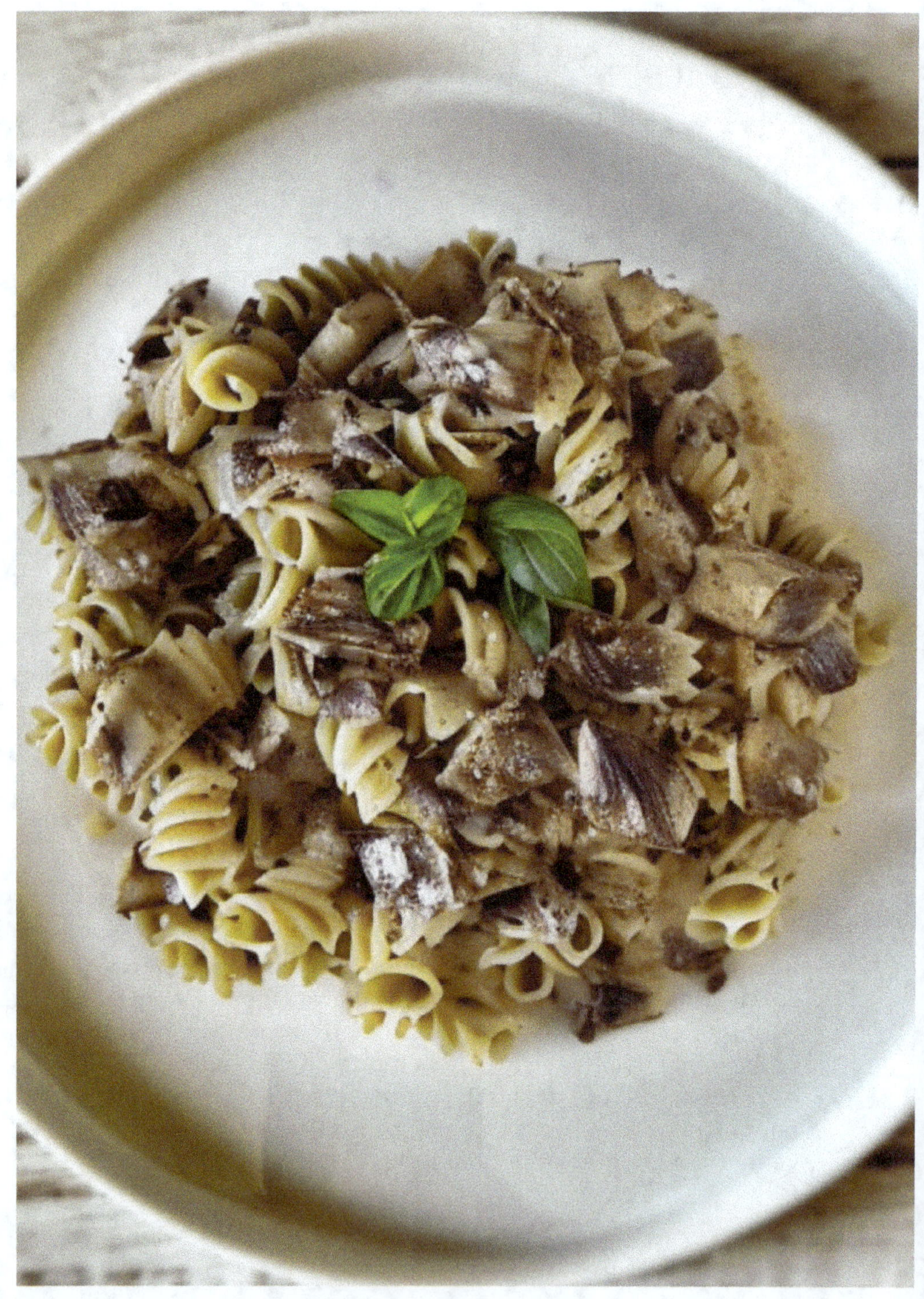

INGREDIENTI X 4

- Pasta a scelta
- carciofi
- 1 spicchio d'aglio
- limone
- olio EVO
- Acqua
- macinato di vitellone
- Prezzemolo
- sale

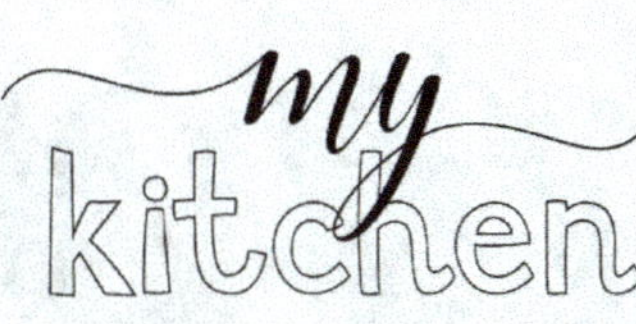

PROCEDIMENTO

- Cominciate nel pulire i carciofi, tagliateli a listarelle e immergeteli in acqua e limone
- Lessate la pasta
- scaldate lo spicchio d'aglio con l'olio e versate i carciofi scolati aggiungendo un pò di acqua, a media cottura aggiungere il macinato e coprire la padella cuocendo a fuoco lento
- condite la pasta e aggiungete un pò di prezzemolo

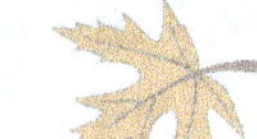
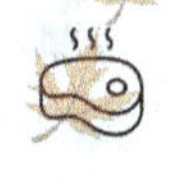

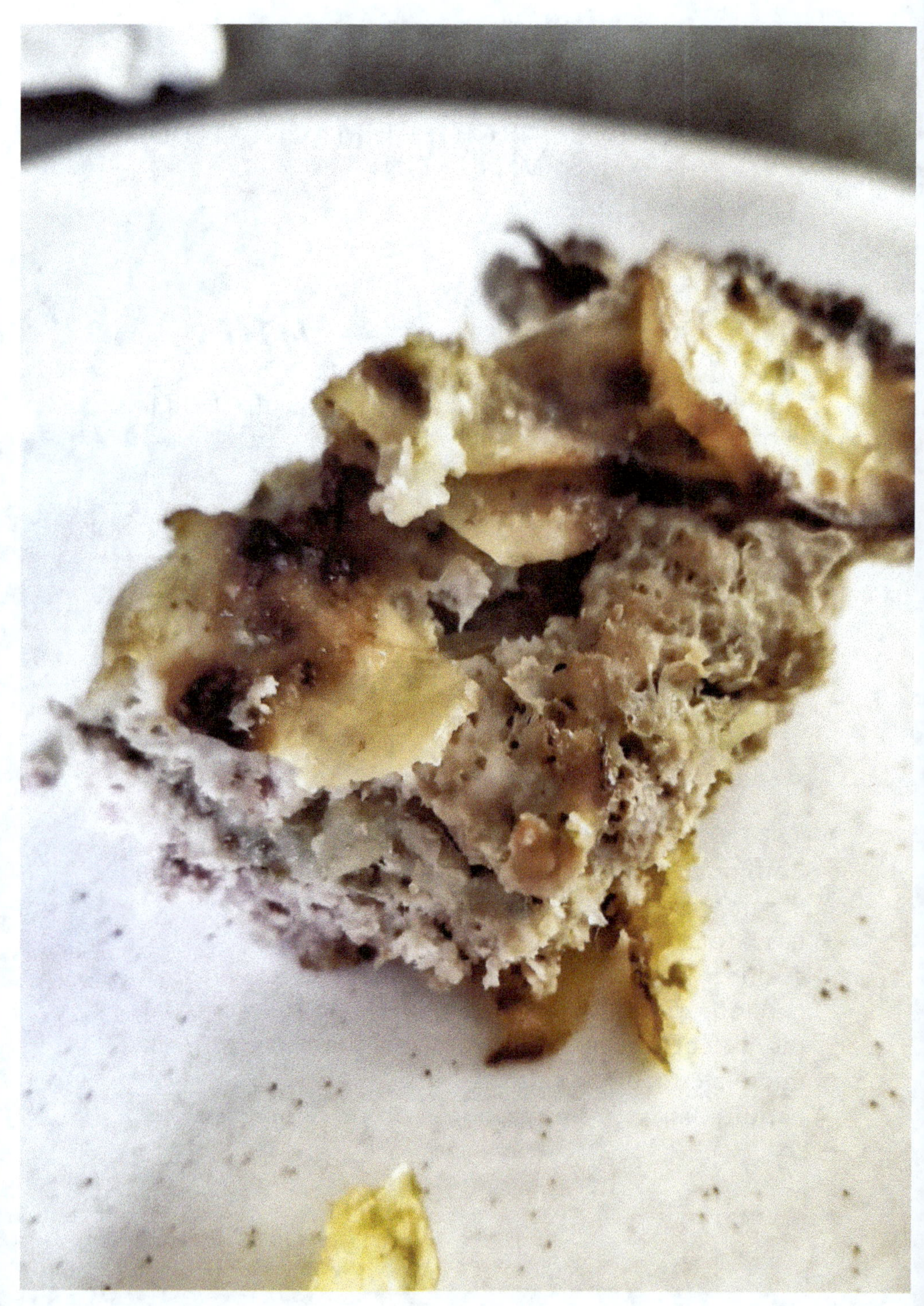

INGREDIENTI X 4

- macinato scelto (circa 500 gr)
- patate (circa 6)
- paprika
- prezzemolo
- olio EVO
- origano
- grana
- 1 uovo

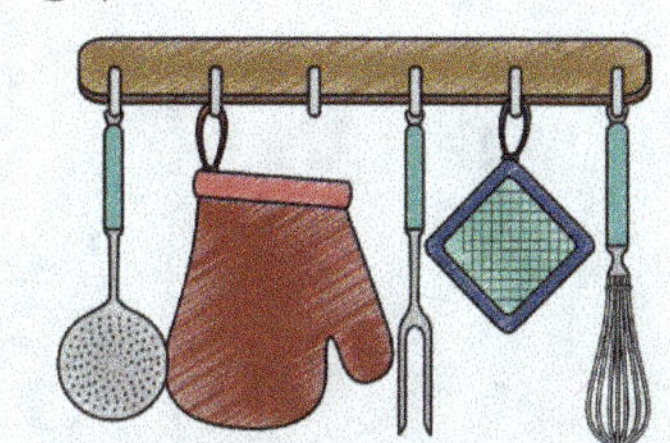

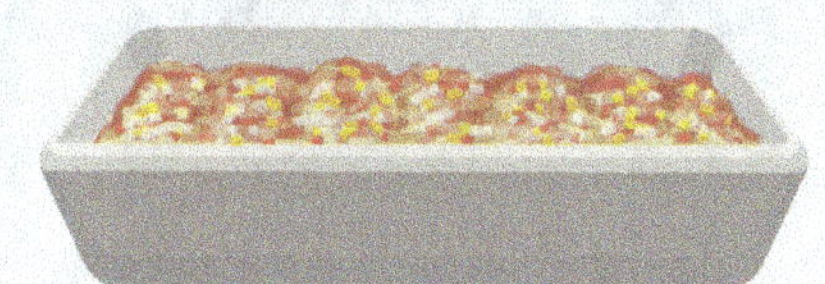

PROCEDIMENTO

- Sbucciate le patate, tagliatele a fettine sottili, riponetele in una scodella, conditele con un filo d'olio, paprika, sale e origano.
- Adesso inserite la carne in un contenitore a parte, aggiungete l'uovo, il sale e il pepe, poi mescolate con una paletta e tenete un attimo da parte, poi a parte mischiate il formaggio grattugiato con il prezzemolo
- Ora disponete le patate in una pirofila da forno, distribuitele sulla superficie, adagiateci sopra la carne macinata e coprite con il composto di formaggio preparato precedentemente.
- Infine mettete a cuocere dentro al forno preriscaldato per 40 minuti ad una temperatura di 190°C

Ricette di pesce

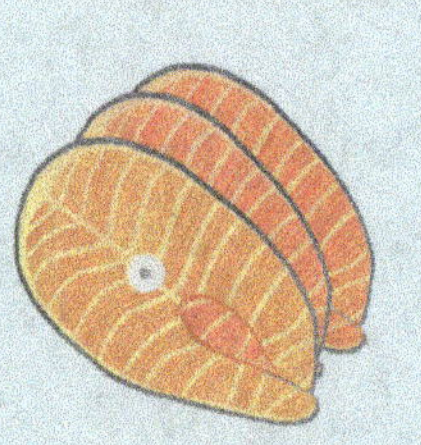
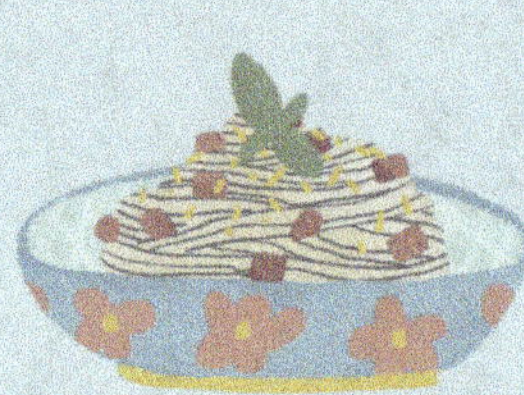
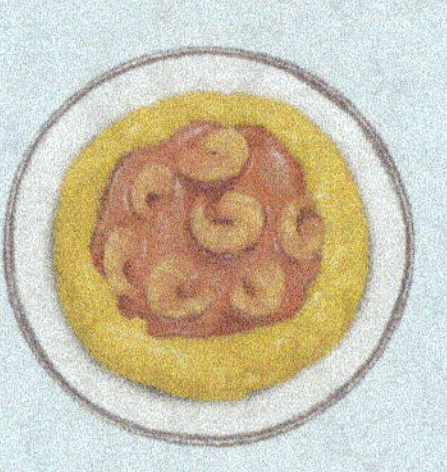

BACCALA' AL CIPOLLOTTO

INGREDIENTI

- 600 gr di baccalà pulito
- 4 cipollotti
- brodo vegetale
- burro
- farina
- prezzemolo a piacere

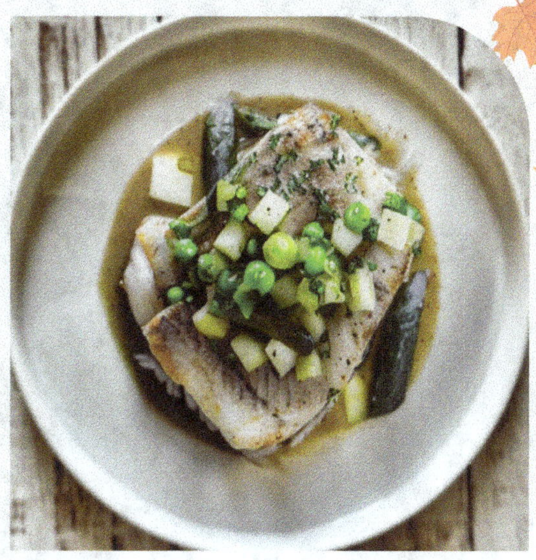

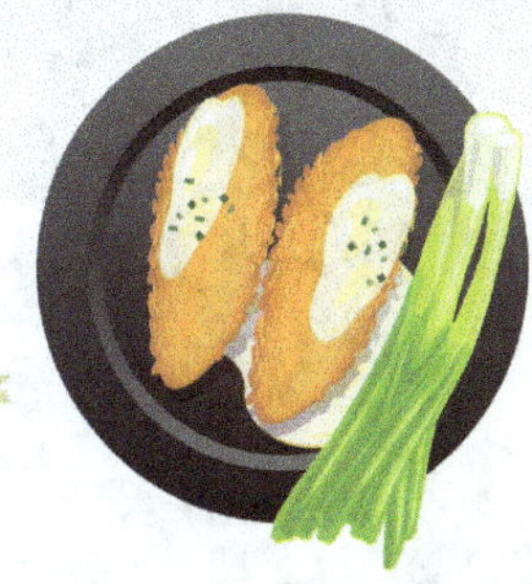

PROCEDIMENTO

- Pulite i cipollotti e tagliateli a rondelline.
- Rosolate i cipollotti nel burro, infarinate il baccalà (precedentemente ammollato in acqua e sciacquato varie volte) e aggiungetelo ai cipollotti.
- Rosolate il baccalà da entrambe le parti e poi aggiungete il brodo.
- Lasciate cuocere per 40 minuti.

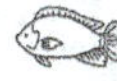

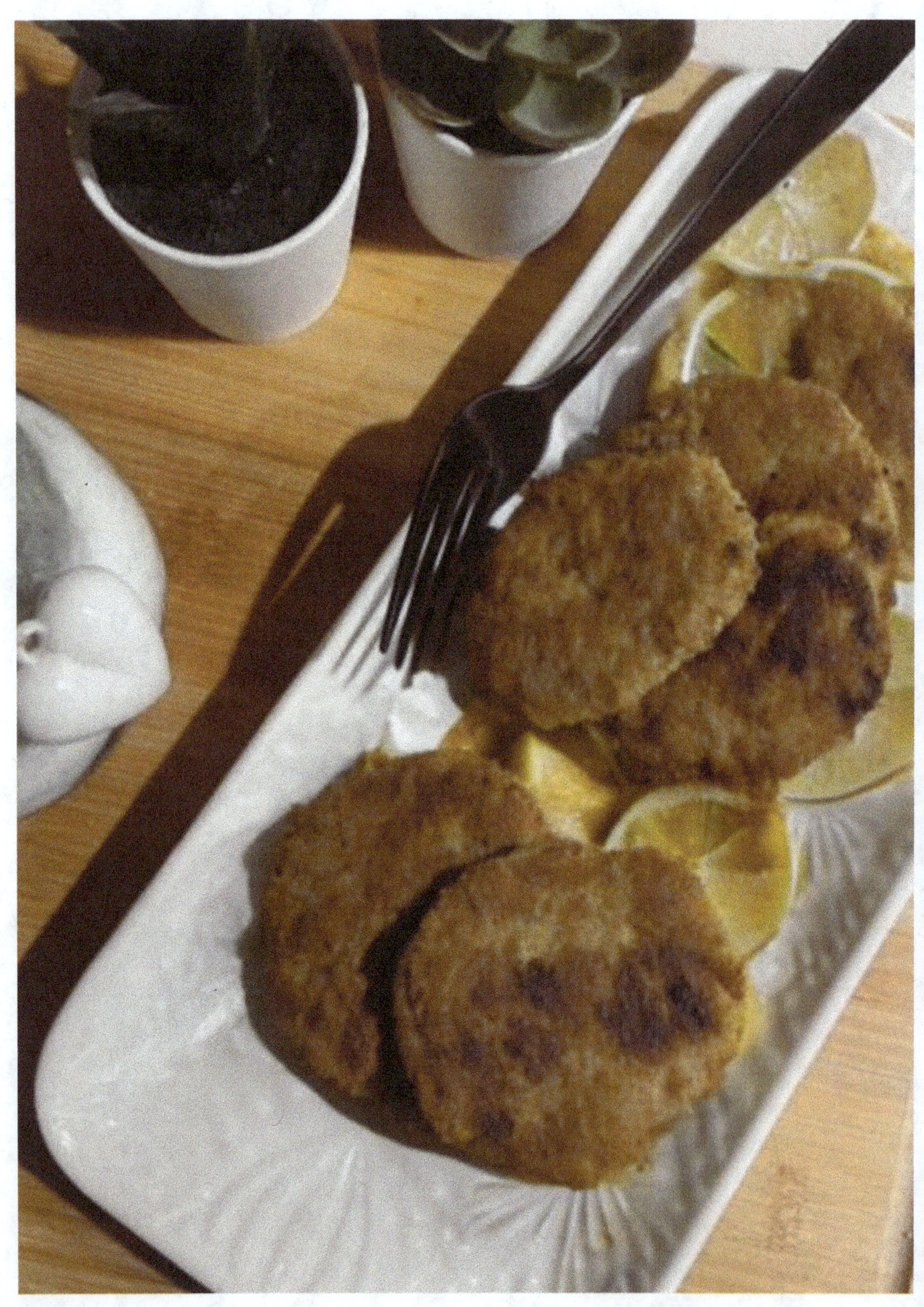

COTOLETTE DI SGOMBRO PATATE E BIETA

INGREDIENTI X 3

- 3 filetti di sgombro fresco deliscato oppure 100 gr di sgombro sott'olio
- 2 patate medie lessate
- 60 gr di bieta lessa
- Pangrattato .
- pepe nero
- buccia di limone grattugiata

PROCEDIMENTO

- Cuocete rapidamente i filetti di sgombro in padella con olio aglio e un po' di acqua poi sbriciolateli in una ciotola (se usate lo sgombro sott'olio omettete questo passaggio di cottura)
- Unite le patate schiacciate nello schiaccia patate e la bieta leggermente frullata, aggiungete pepe, scorza di limone e pangrattato.
- Formate delle cotolette ripassate nel pangrattato e cuocete o in padella con un filo di olio o in forno a 180 gradi

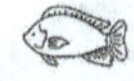

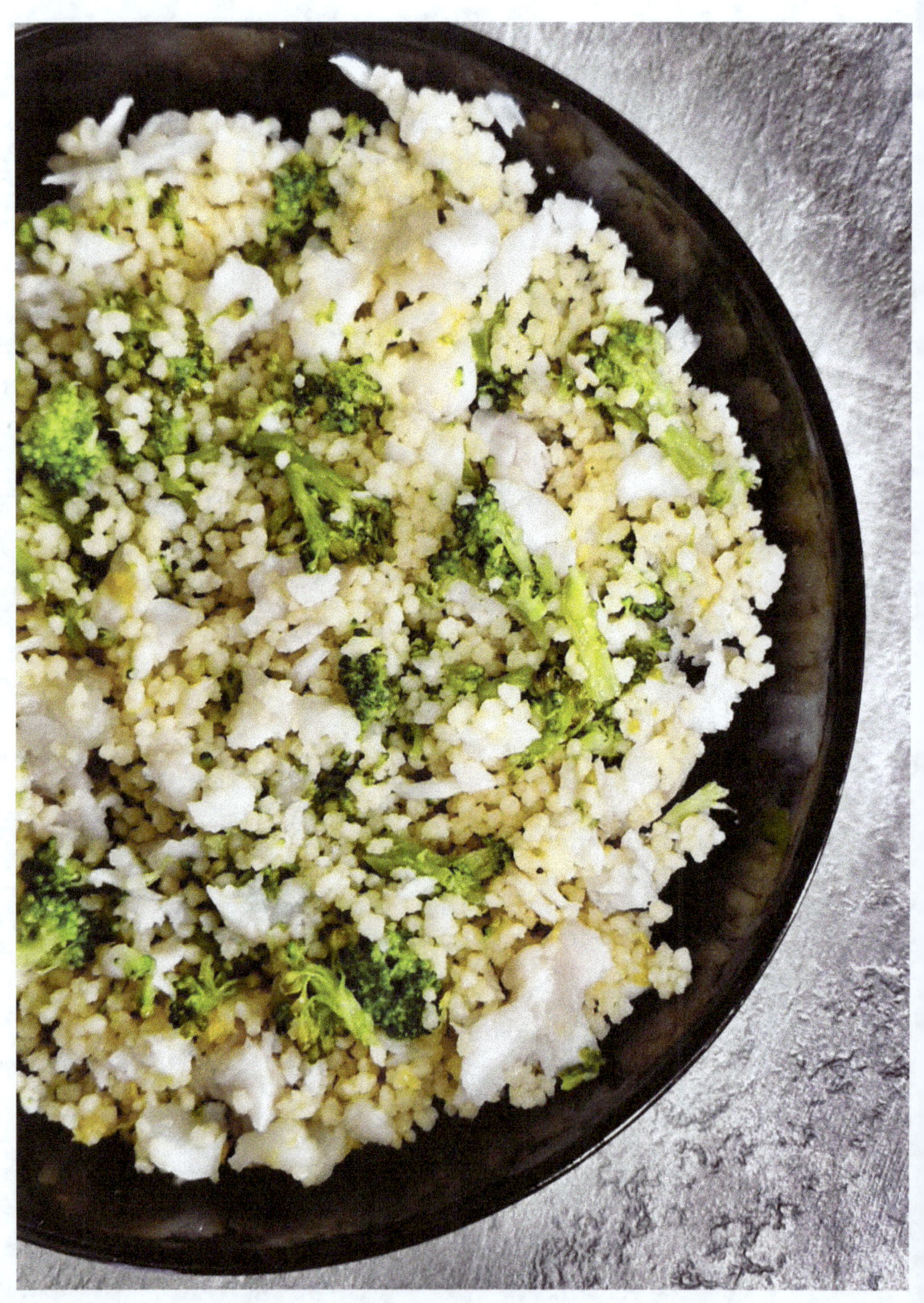

COUS COUS CON BRANZINO E BROCCOLO AL PROFUMO DI LIMONE

INGREDIENTI X 4

- 280 gr di cous cous a grana media
- 1 broccolo verde
- 4 filetti di branzino
- la scorza di due limoni
- sale
- acqua
- olio extravergine di oliva

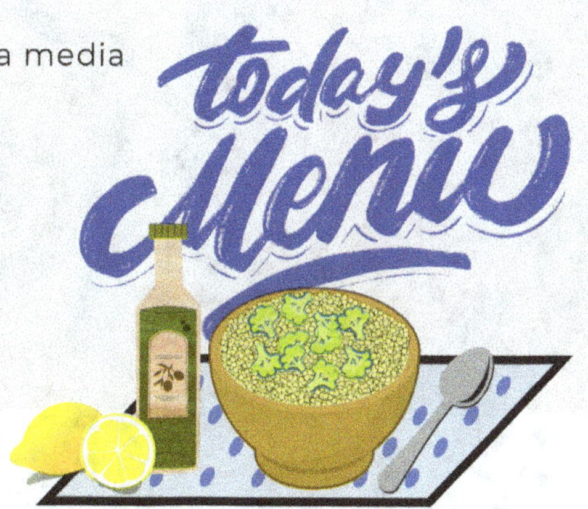

PROCEDIMENTO

- Preparate il cous cous come chiede la confezione e lasciatelo freddare
- lessate il broccolo
- cucinate il filetto di branzino in padella con un pò di acqua e olio (se vi ci piacciono anche due pomodorini e origano)
- Spezzettate il pesce e il broccolo nel cous cous e grattate la scorza dei limoni

Consiglio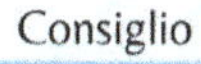

Il pesce può essere quello di vostro gusto. Consigliamo comunque pesce azzurro o bianco per questa ricetta

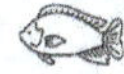

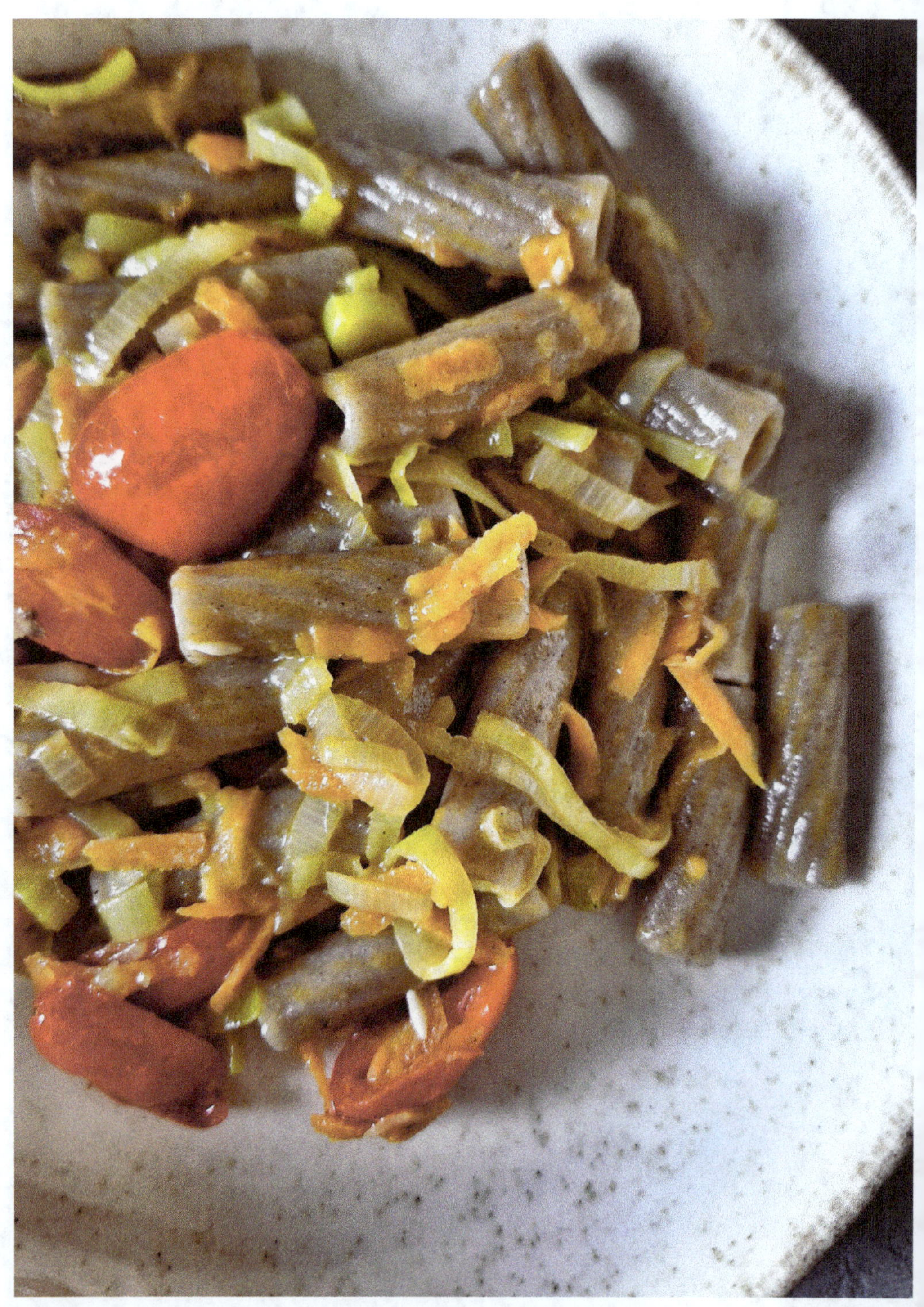

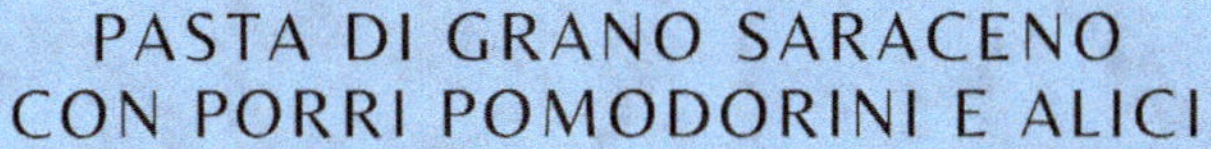

PASTA DI GRANO SARACENO CON PORRI POMODORINI E ALICI

INGREDIENTI X 4

- Pasta di frano saraceno
- 2 porri
- Pomodirini
- Carote
- Olio
- Acqua
- 4-5 filetti di alici sott'olio

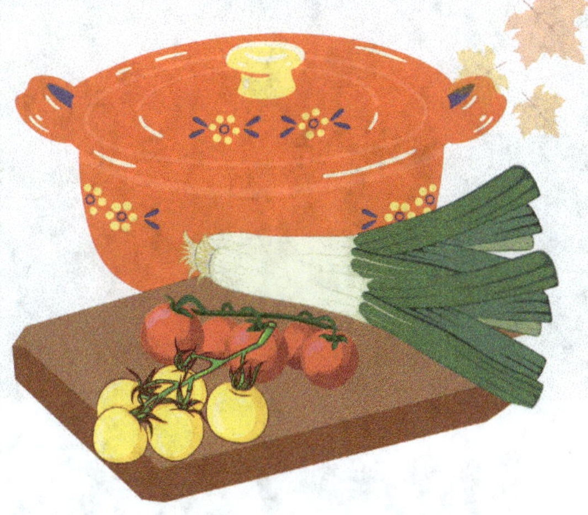

PROCEDIMENTO

- In padella unite a freddo pomodorini, i porri, la carota grattuguata e condite xon olio e un pò d'acqua
- lasciate andare a fuoco lemto
- una volta ammorbiditi unite i filetti di alici
- Saltate la pasta nella padella e fustate calda

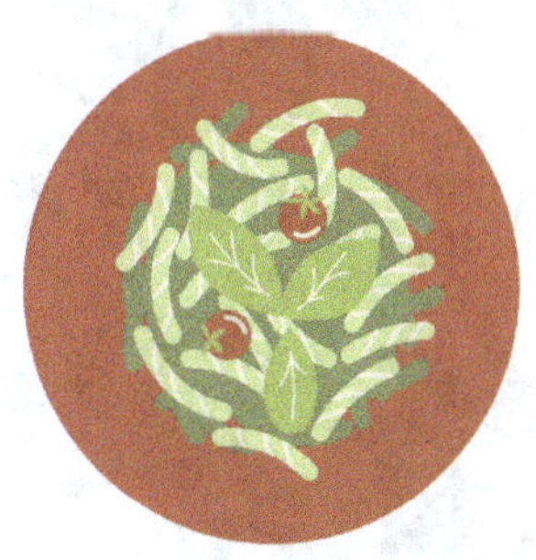

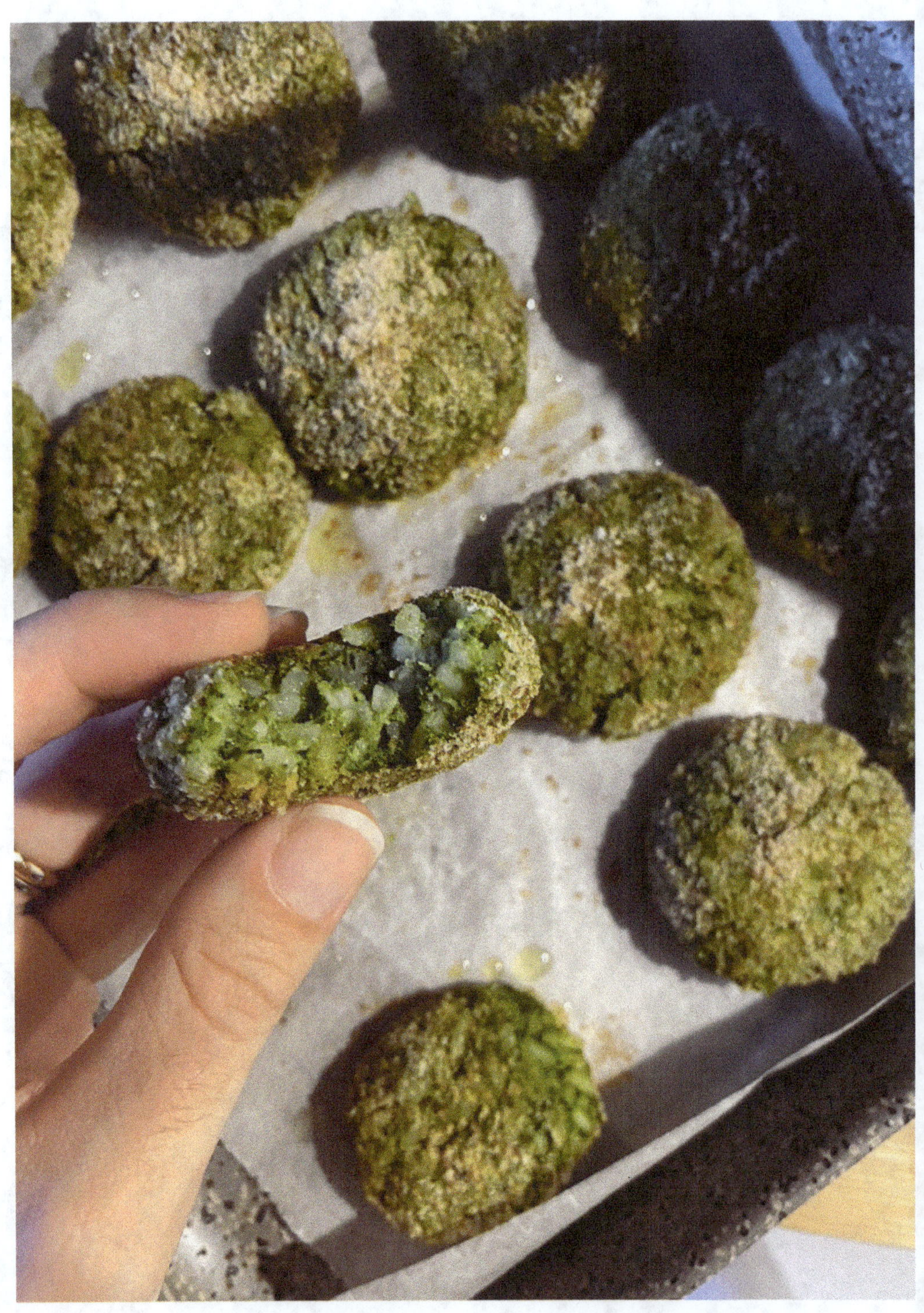

CROCCHETTE RISO CIME DI RAPA E MERLUZZO

INGREDIENTI

- 150 gr di cime di rapa (peso cotto)
- 100 gr di riso bollito
- 2 filetti di merluzzo
- pangrattato qb
- aglio
- olio extravergine

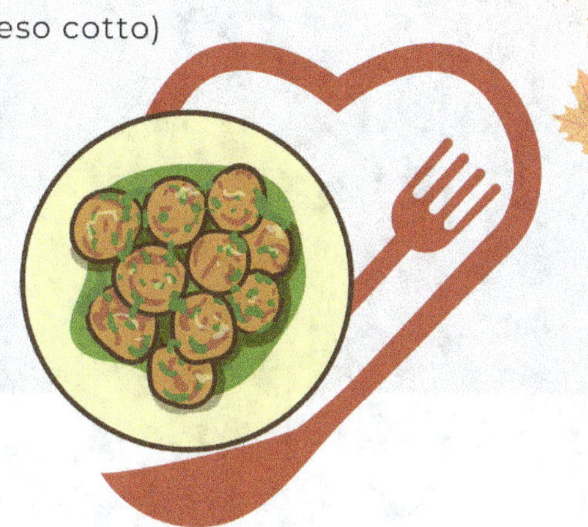

PROCEDIMENTO

- Frullate o tagliuzzate finemente le cime di rapa, unitele in una ciotola insieme al riso privato benissimo dell'acqua dove ha cotto, aggiungere anche i filetti di merluzzo schiacciati che avrete cotto precedentemente in acqua olio e uno spicchio di aglio.
- Aggiungete pangrattato qb per rendere l'impasto compatto. Formate delle palline schiacciate, bagnatele nell'olio e poi di nuovo nel pangrattato e cuocete in forno statico per circa 15/20 min giusto il tempo che dorino in superficie

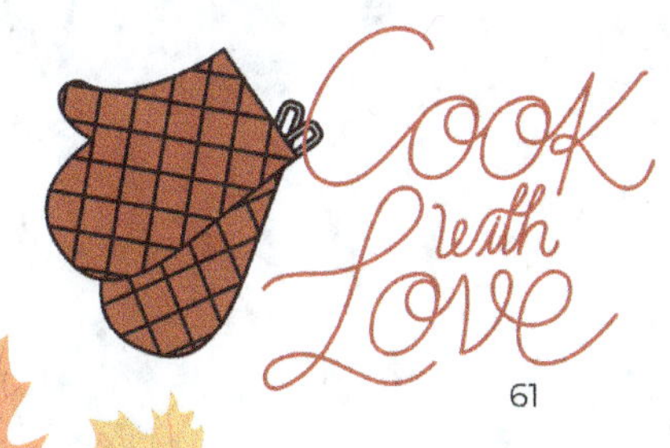

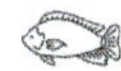

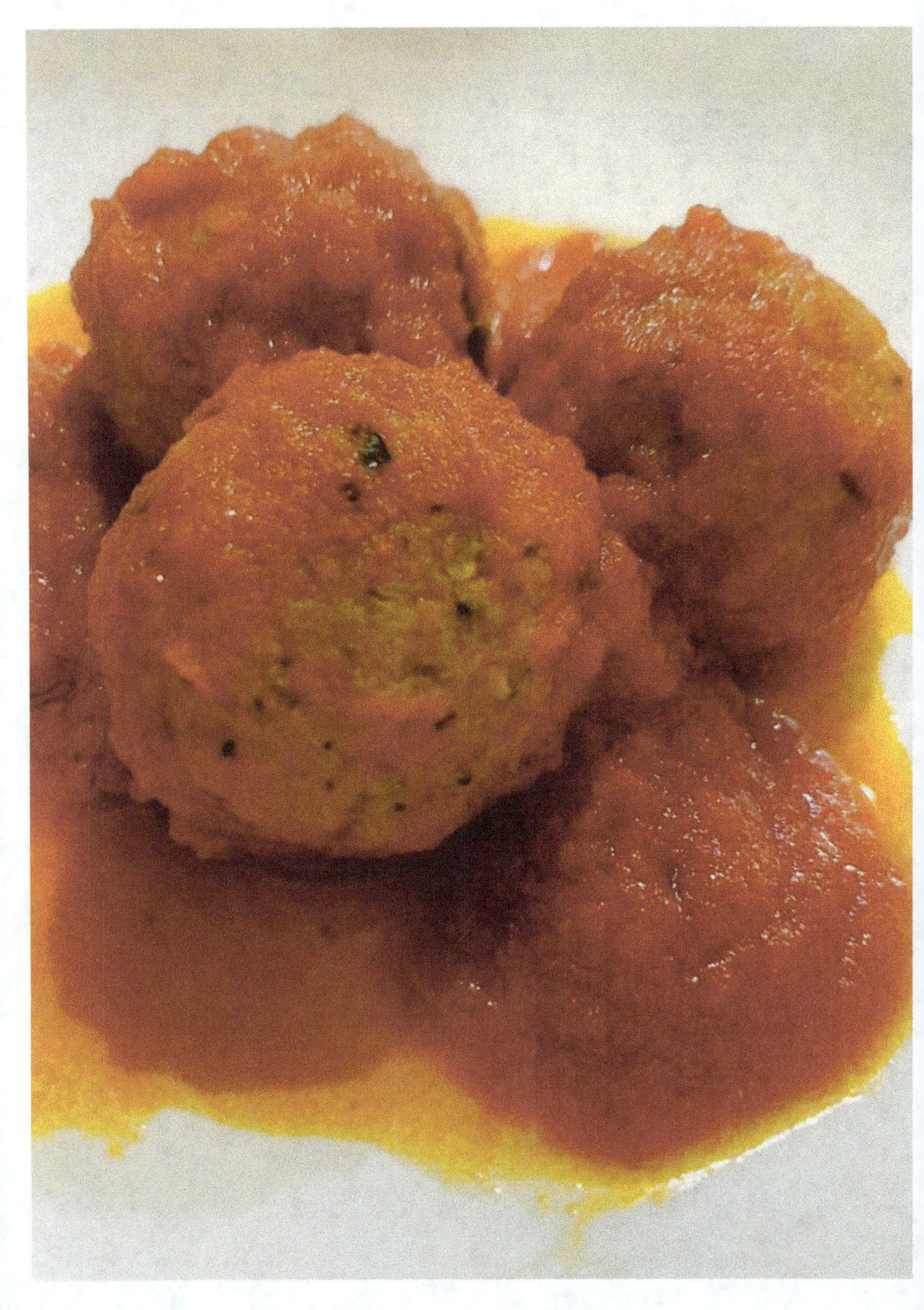

POLPETTE DI TONNO FRESCO E BROCCOLO AL SUGO

INGREDIENTI

- 120 gr di filetto di tonno fresco
- 3 ciuffetti di broccolo precedentemente bollito
- mollica di pane raffermo q.b.
- 1 cucchiaio di parmigiano
- prezzemolo a piacere
- 1 cucchiaio di farina 00 o farina di riso
- salsa dì pomodoro

PROCEDIMENTO

- In un frullatore unite il tonno,i ciuffetti di broccolo,un po' di mollica di pane e un cucchiaio di olio extravergine di oliva e frullate tutto.
- Girate il composto in una ciotola dove aggiungerete il parmigiano,il prezzemolo e il cucchiaio di farina. Mescolate. Create le polpette e intanto scaldate la salsa di pomodoro con uno spicchietto di aglio. Dopo una decina di minuti di cottura della salsa unite le polpette e fate cuocere a fiamma bassa con il coperchio per 15 min, andando a rigirarle ogni tanto.

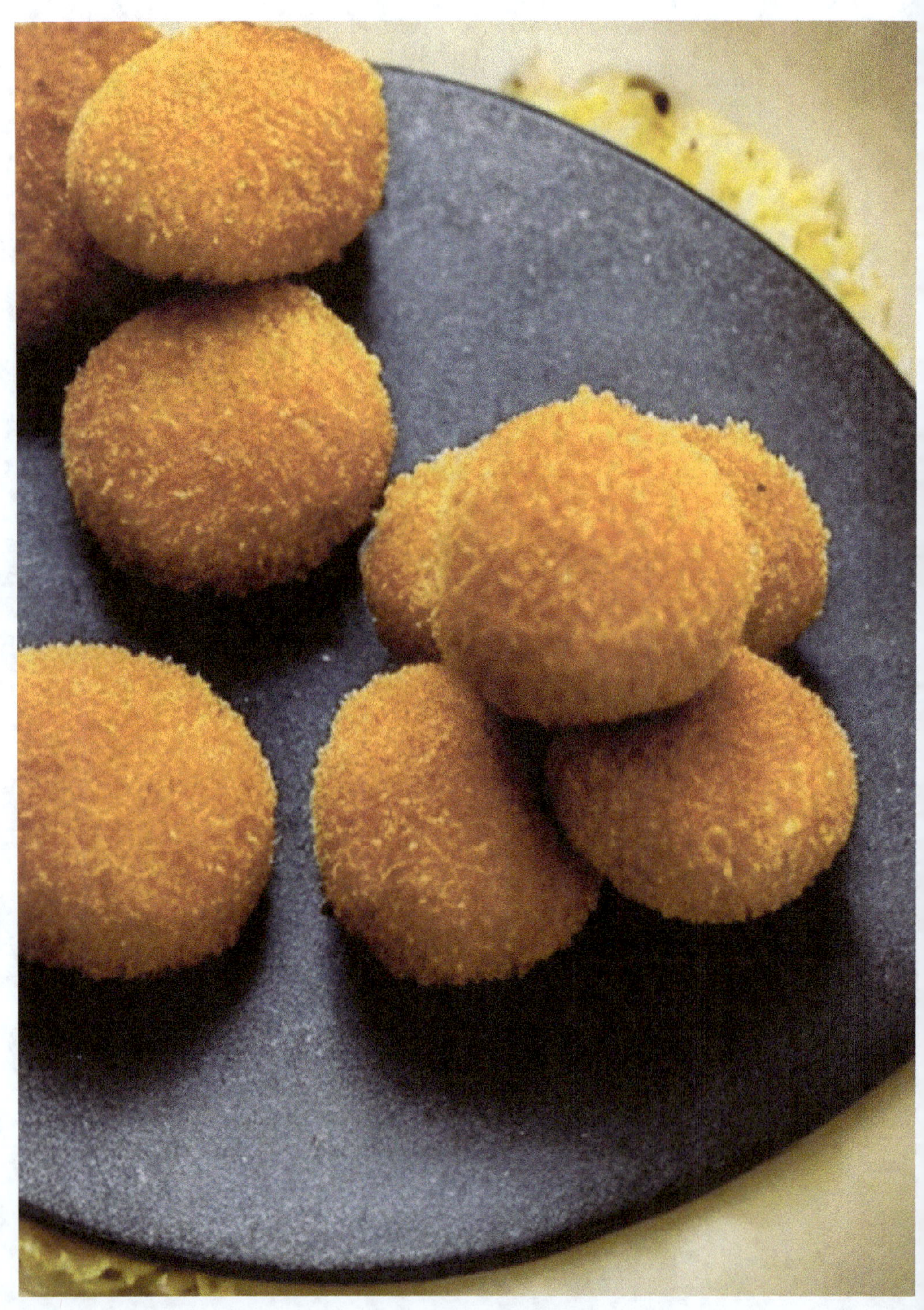

PEPITE DI PESCE

INGREDIENTI

- mix di pesce bianco lessato
- mollica di pane
- un cucchiaino di semi di chia+ un goccio d'acqua (potete anche usare un uovo).Insieme hanno un potere agglomerante
- un cucchiaino di olive nere tritate
- olio
- pangrattato
- farina di mais

PROCEDIMENTO

- Cuocete a vapore il merluzzo oppure il pesce scelto o al cartoccio
- Nel frattempo ammorbidite la mollica in acqua, strizzatela bene, sbriciolatela in una ciotola.
- Poi eliminate le spine al pesce, sbriciolatelo nella ciotola del pane,aggiungete il composto di semi di chia e acqua, Impastate con le mani fino ad ottenere un composto morbido.
- Infine realizzate delle polpettine della dimensione che preferite : più grandi, se volete servirle come secondo più piccole se saranno destinate agli antipasti!
- Poi rotolate nel pan grattato e nella farina di mais
- cuocete in forno statico a 180° per circa 20 min fino a doratura.

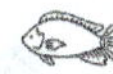

Ricette con formaggi

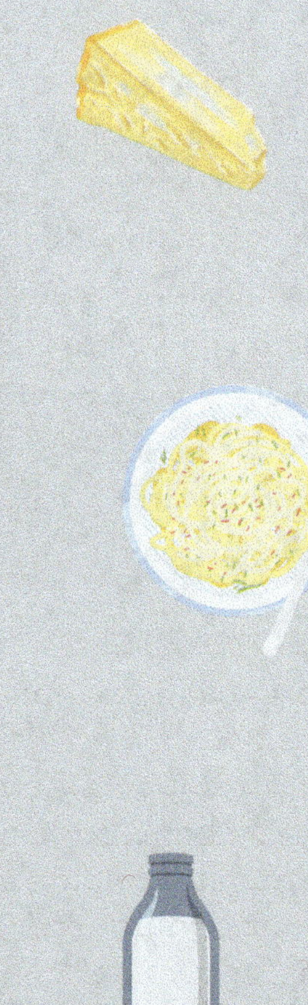

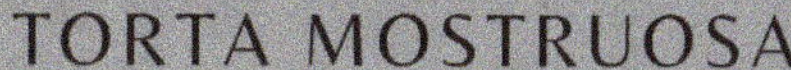

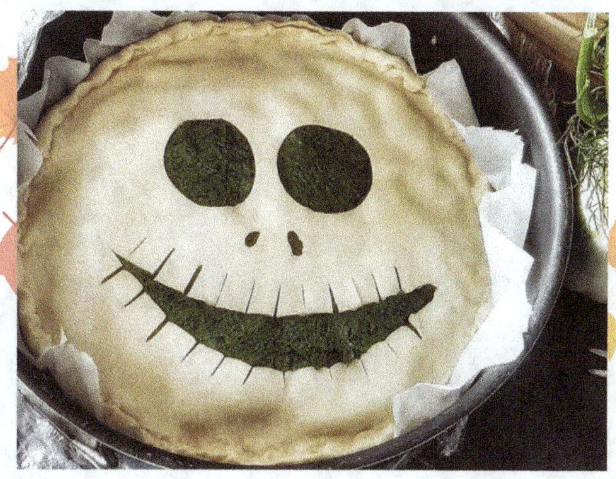

INGREDIENTI

* Ingredienti:
* 2 rotoli di pasta sfoglia
* 250 gr di ricotta
* Spinaci lessati o saltati in padella
* Sale (qualora l'abbiate già introdotto)
* Olio per spennellare
* Coltellino per incidere
* Coppapasta per fare gli occhi :D

PROCEDIMENTO

* Una volta lessati gli spinaci frullateli con la ricotta. In questo modo non avremo filamenti che spesso i bimbi non amano
* Prendete il primo rotolo di pasta sfoglia e, con il coppapasta fate gli occhi. Per la bocca basterà incidere delicatamente con il coltellino all'altezza di dove vorrete fare la bocca, togliere la pasta in più e formare dei taglietti ai bordi delle labbra.
* Mettete il composto di ricotta e spinaci sopra il rotolo non lavorato e adagiate sopra il mostriciattolo
* Infornate a forno caldo a 180°per circa 20 minuti

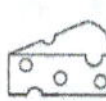

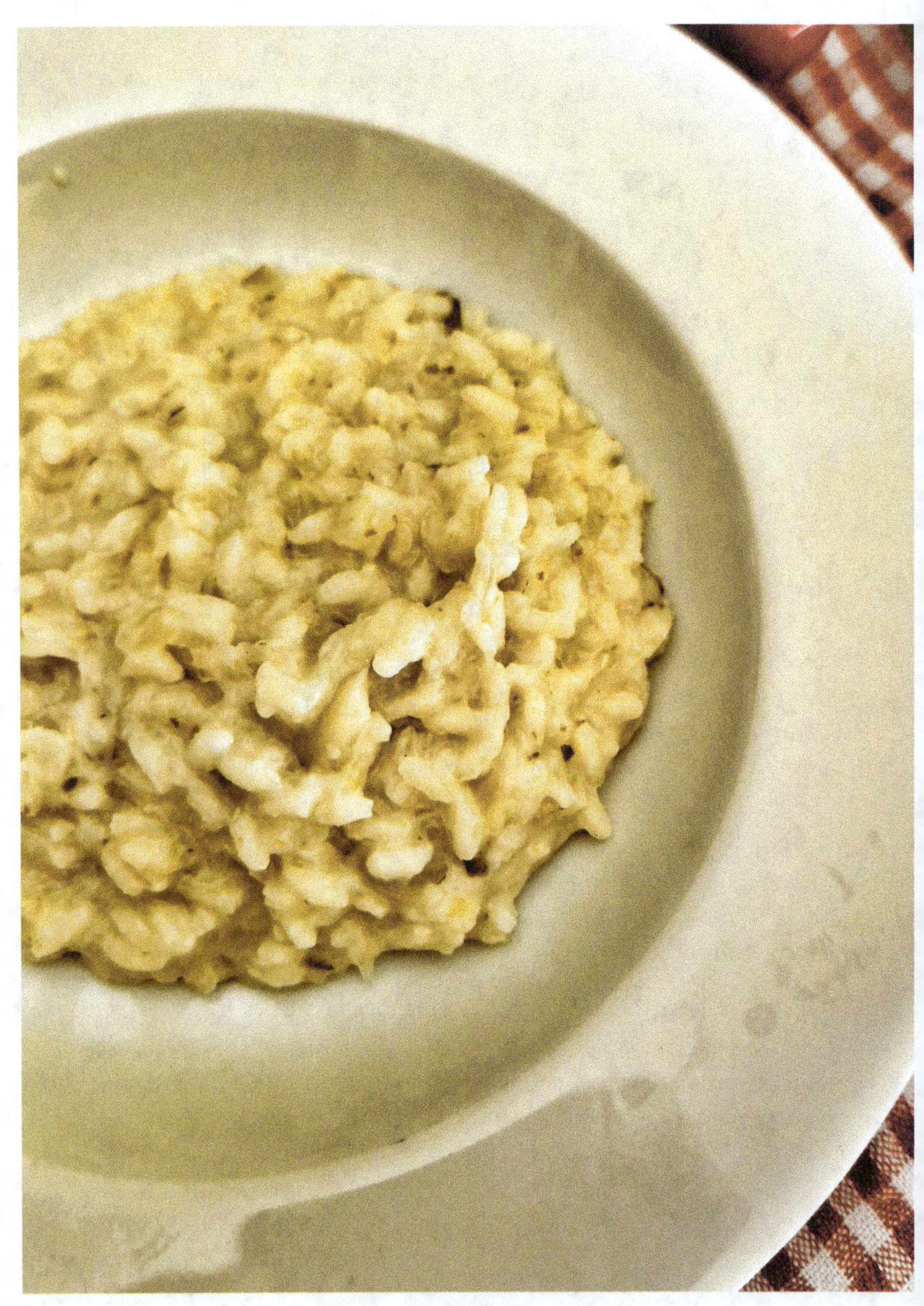

RISOTTO INDIVIA BELGA E PARMIGIANO

INGREDIENTI X 4

- 320 gr. di Carnaroli
- 480 gr. di indivia belga
- 160 gr. di yogurt bianco intero naturale
- 50 gr. di Parmigiano Reggiano
- 1 scalogno
- 1 cucchiaio di crema di mandorle 100%
- brodo vegetale o acqua
- olio extra vergine di oliva q.b.
- sale q.b.

PROCEDIMENTO

- Tritate finemente lo scalogno.
- Lavate accuratamente l'indivia belga e tagliatela sottilmente.
- Fate rosolare lo scalogno e aggiungete l'indivia belga, fate stufare per qualche minuto con un paio di cucchiai di brodo vegetale caldo o acqua.
- Quando l'indivia sarà ben stufata e l'acqua si sarà consumata aggiungete il riso e tostatelo per qualche minuto.
- Aggiungete 120 gr. di yogurt mescolando ed amalgamate per bene.
- Portate a cottura il risotto aggiungendo brodo vegetale quando necessario e mescolando di tanto in tanto.
- A cottura ultimata spegnete il fuoco e mantecate il risotto allo yogurt con un pò di crema di mandorle
- e indivia belga
- Lasciate riposare il risotto allo yogurt e indivia belga per qualche minuto coperto.

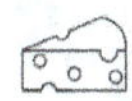

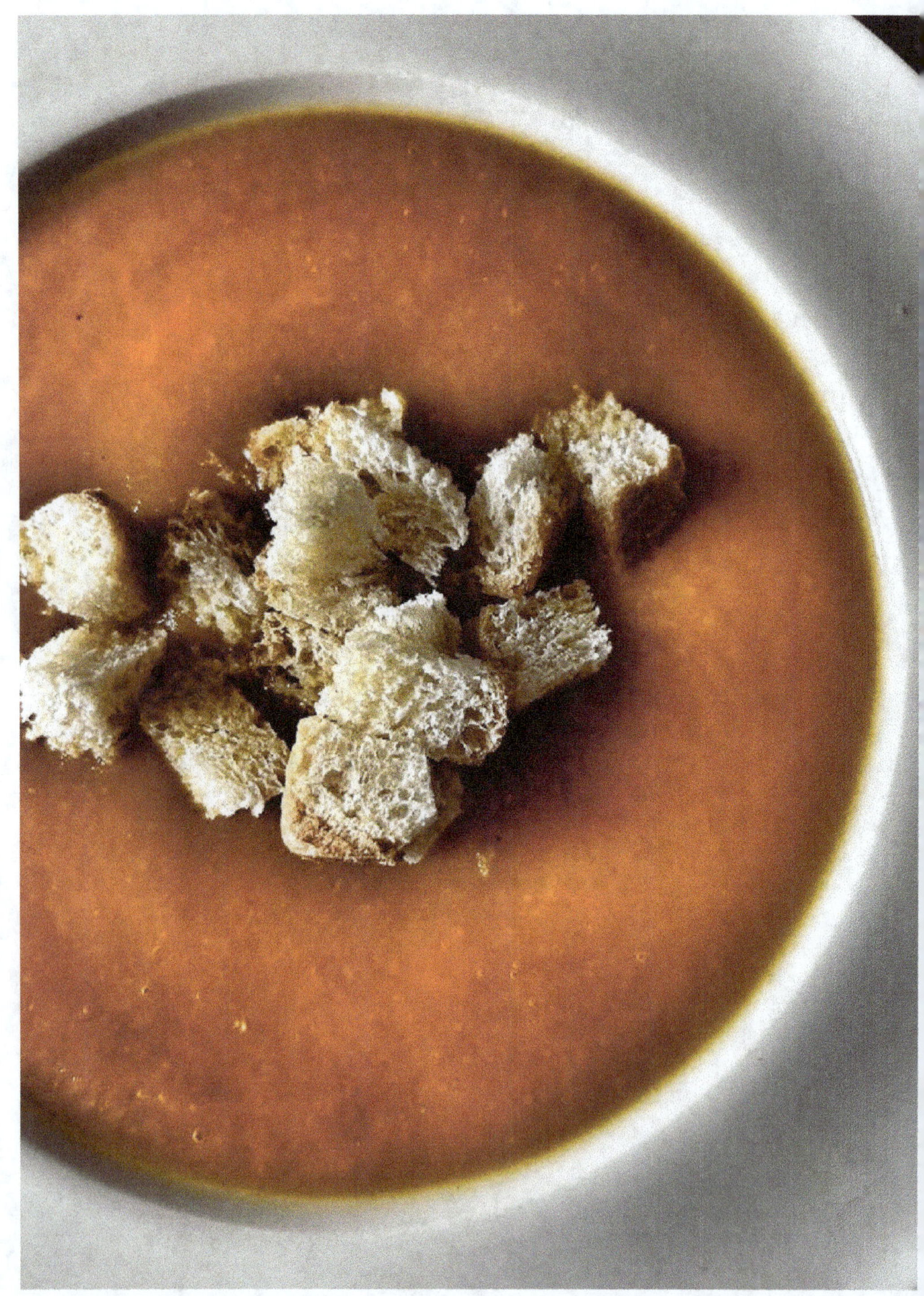

VELLUTATA DI CAROTE E CASTAGNE

INGREDIENTI X 4

- 500 gr Carote
- 150 g Castagne
- ½ Cipolla bianca
- ½ Sedano ½ costa
- Olio extravergine d'oliva q.b.
- 1 rametto di Rosmarino
- Sale q.b.
- Curcuma q.b.

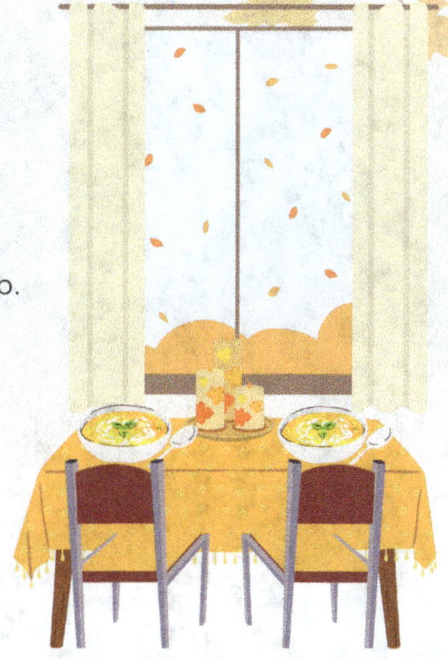

PROCEDIMENTO

- Lessate le castagne.   A parte pelate e tagliate le carote e in una padella con un po' di olio cuocete le cipolle con il sedano e le carote.
- Lasciate cuocere finché le carote non saranno ammorbidite aggiungendo del brodo o acqua. Unite le castagne e la curcuma e passate tutto al frullatore;
- Terminate il piatto con l'aggiunta di crostini tostati in padella o al forno

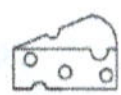

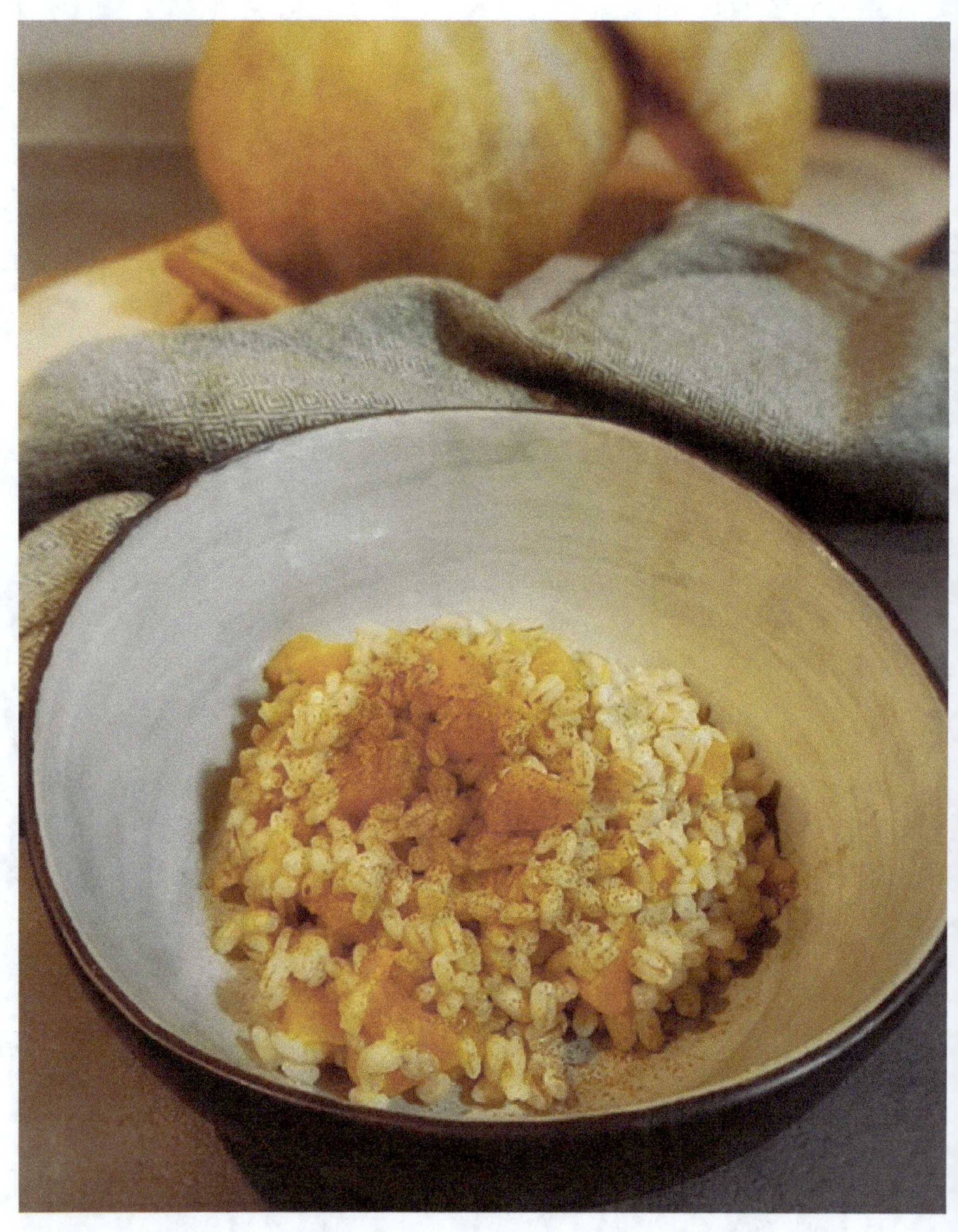

INGREDIENTI X 4/5

- Ingredienti:
- Orzo perlato
- Uno scalogno
- Zucca e carote (nella quantità che scegliete e a seconda di quanto ne fate)
- Olio e sale q.b.
- Un cucchiaino di crema di mandorle 100%

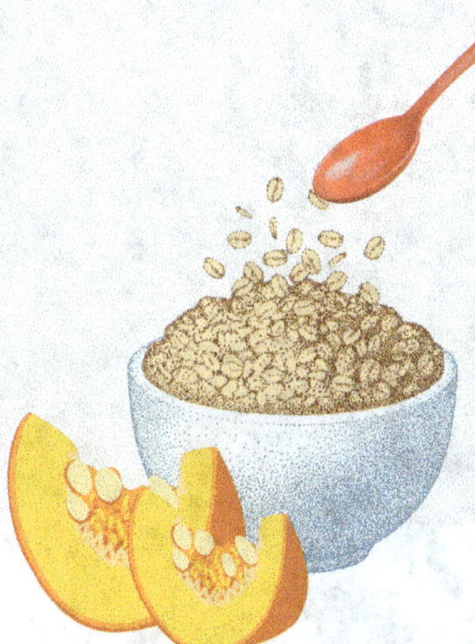

PROCEDIMENTO

- Tritate lo scalogno e fate imbiondire con un finto soffritto di un cucchiaio di olio e due di acqua
- Una volta imbiondito, versate l'orzo (precedentemente lavato perché dobbiamo ricordarci sempre di lavarlo prima per eliminare ogni sorta di impurità dal chicco)
- Versate acqua o brodo e proseguite a fuoco lento la sua cottura
- Tagliate a dadini le carote e la zucca e le versate a metà cottura
- Proseguite la cottura, aumentando brodo o acqua qualora si asciugasse prima della cottura
- Una volta pronto versate il cucchiaino di crema di mandorle. Dovrete scioglierla bene girando.
- Servite caldo
- Molto buono con l'aggiunta di certosa

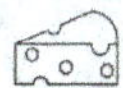

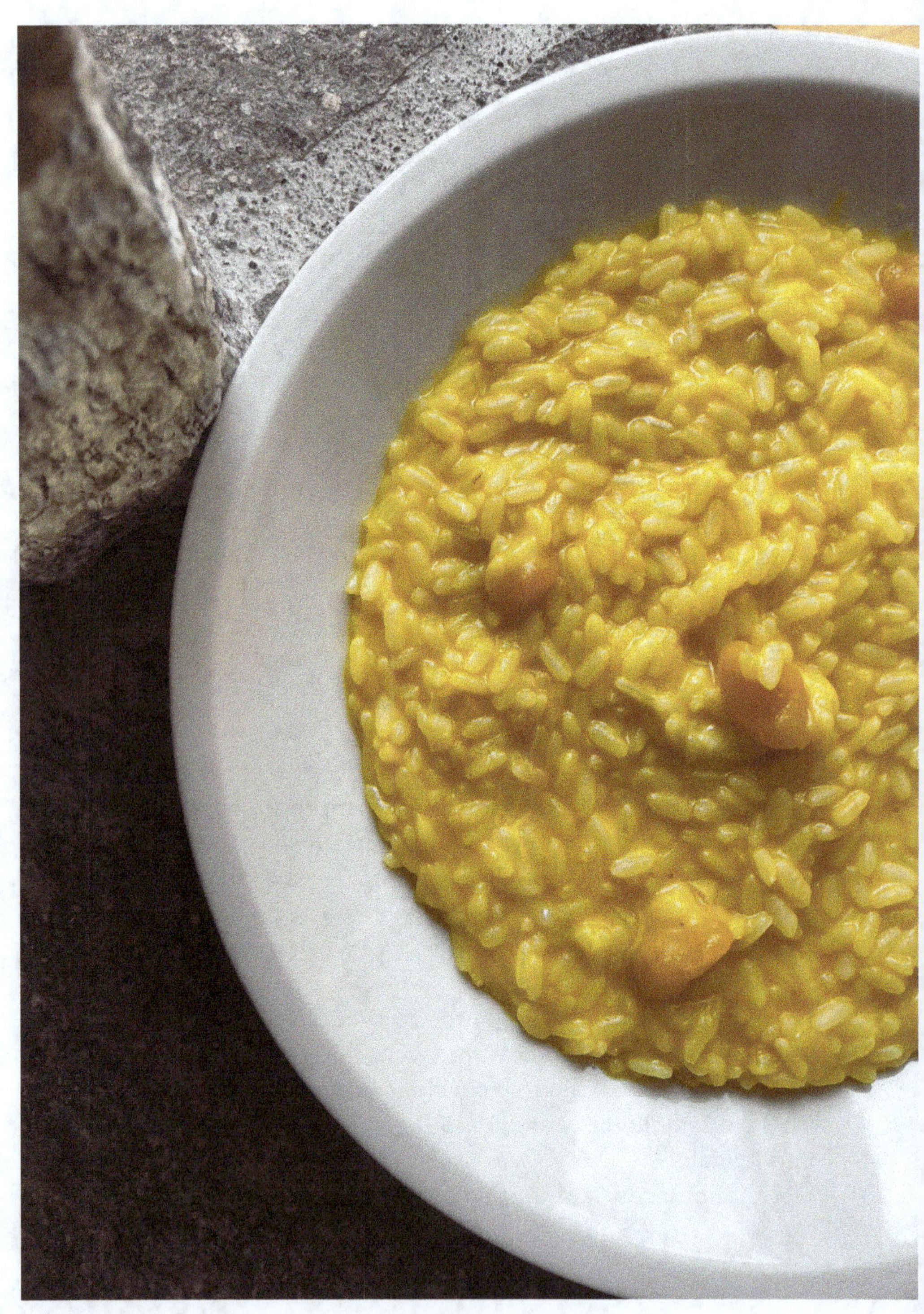

RISOTTO ZUCCA PORRI E TALEGGIO

INGREDIENTI

- 500 gr di zucca mantovana
- 200 gr di riso carnaroli
- Un pezzo di taleggio
- Due o tre foglioline di salvia
- Mezzo porro
- Olio extravergine di oliva
- Brodo vegetale o acqua calda

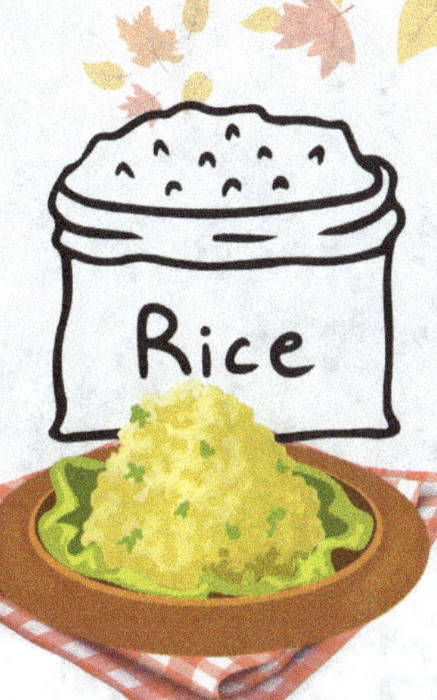

PROCEDIMENTO

- In una padella rosolate il porro tagliato sottile con l'olio extravergine, aggiungete la zucca a pezzetti, schiacciatela appena sarà morbida.
- In un'altra padella unite olio, un altro pezzetto di porro e quando sarà rosolato aggiungete un riso a tostare, sfumate con il brodo e fate partire la cottura.
- Aggiungete la zucca a metà cottura, continuate a cuocerlo e alla fine unite dei pezzetti di taleggio finché non saranno sciolti e delle foglioline di salvia.

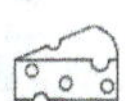

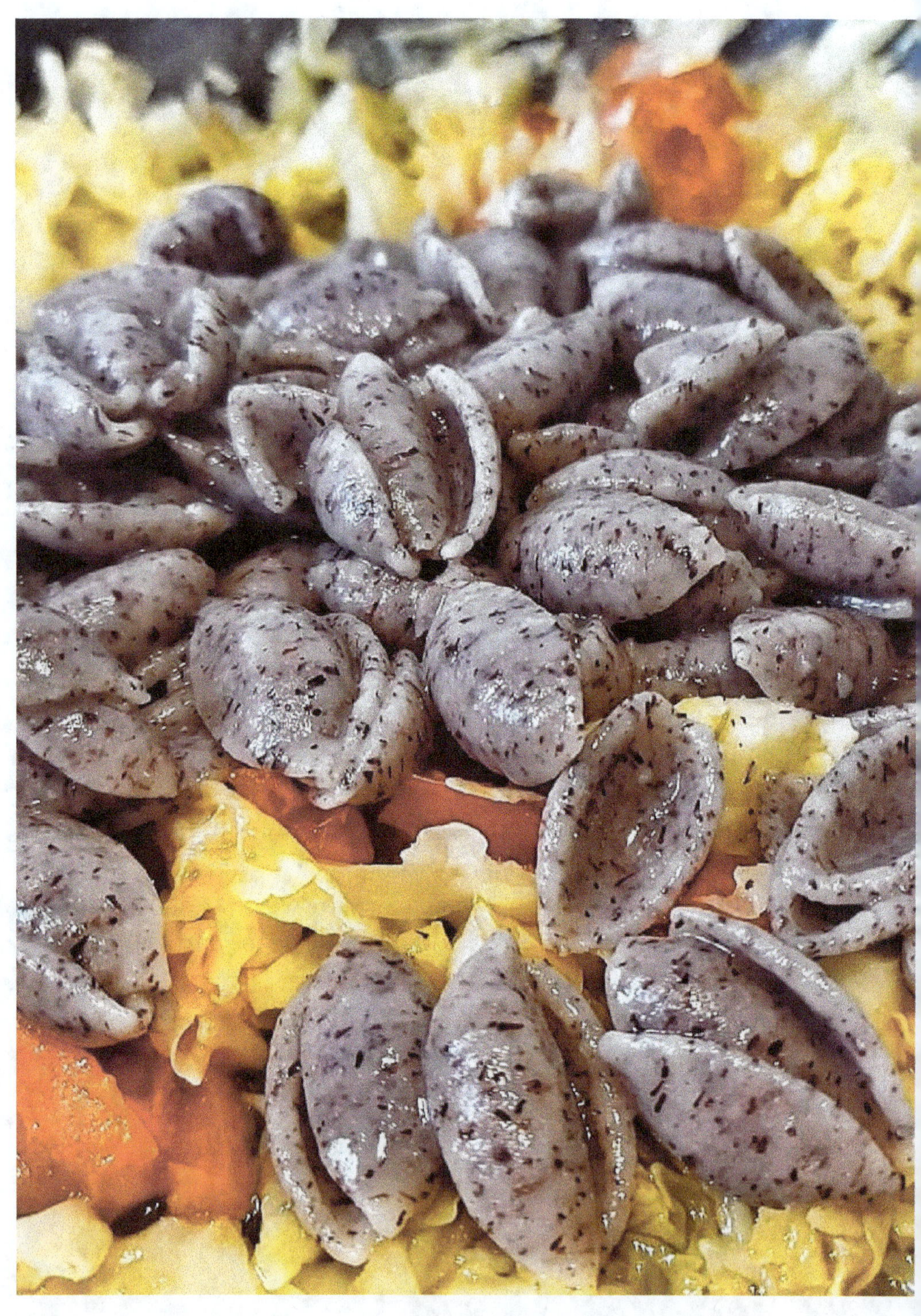

GNOCCHETTI SARDI DI GRANO SARACENO CON VERZA E POMODORINI

INGREDIENTI

- gnocchetti di grano saraceno
- verza
- pomodorini
- olio EVO
- sale
- soffritto (carote, sedano e cipolla)

PROCEDIMENTO

- satate la verza con il soffritto. Aggiungete acqua se necessario
- unite i pomodorini a metà e fateli appassire nella verza
- cuocete la pasta e conditela con la verza ammorbidita
- molto buona con l'aggiunta di Robiola (per un piatto completo)

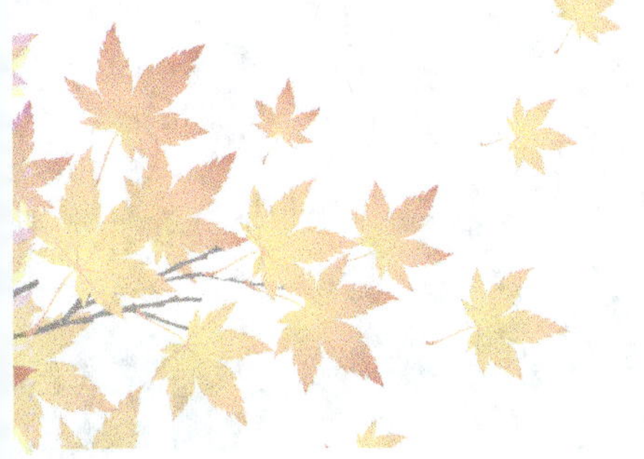

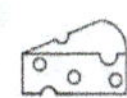

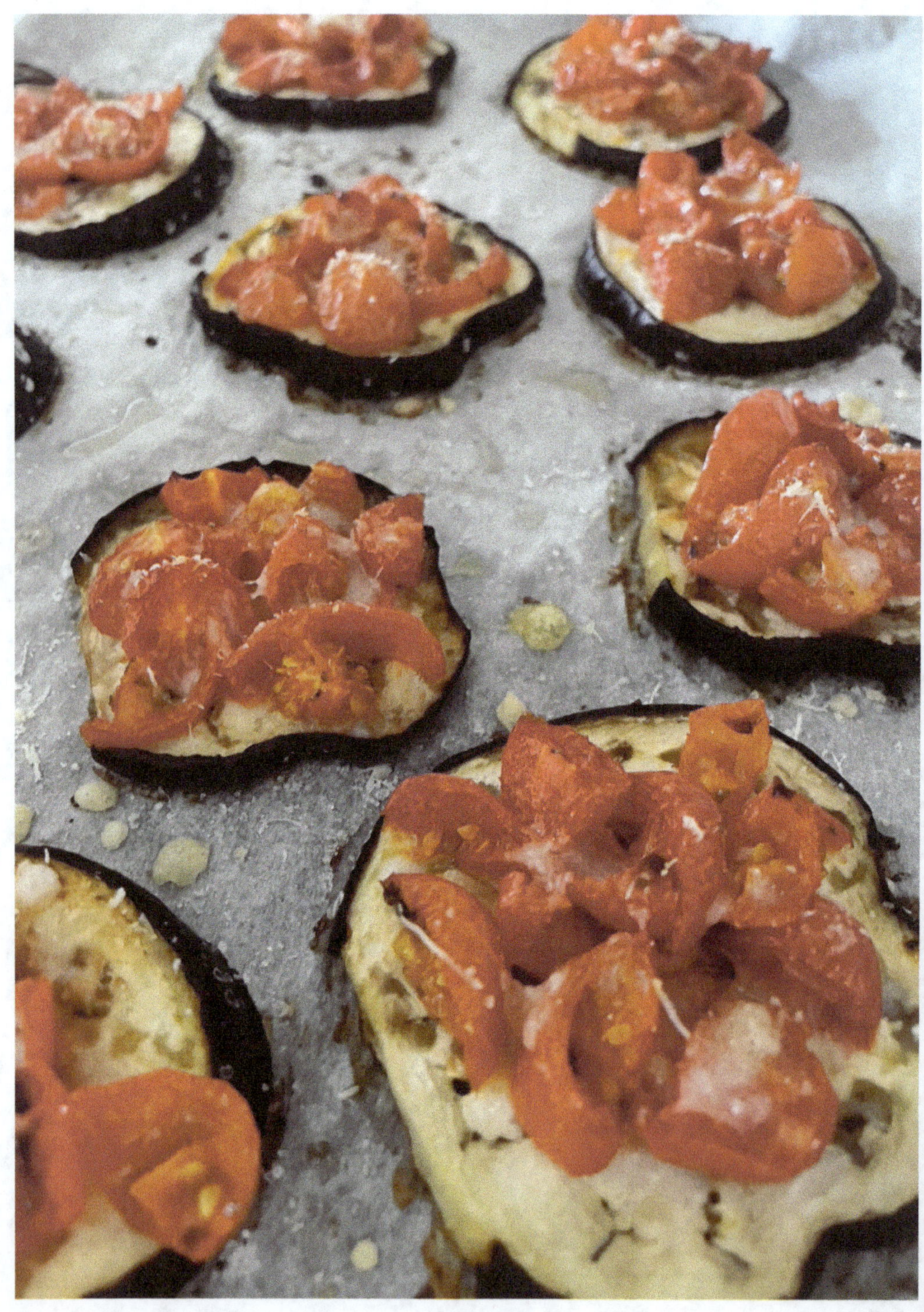

INGREDIENTI X 3

- 2 melanzane tonde
- 150 gr di pomodorini circa
- parmigiano
- olio extravergine

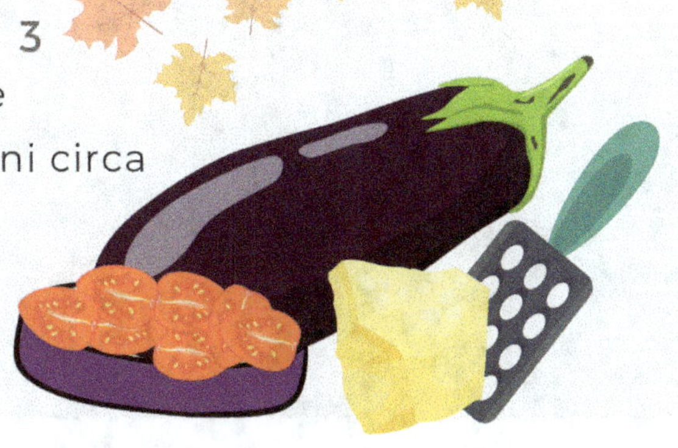

PROCEDIMENTO

- Affettate le melanzane non troppo spesse e mettetele su teglia con carta forno salandone un po la superficie
- Cospargetele con i pomodorini tagliati a pezzetti, un filo di olio e infornate a 190 gradi per circa 15 minuti.
- Tiratele fuori, aggiungete parmigiano grattugiato e infornate di nuovo per altri 5 minuti.

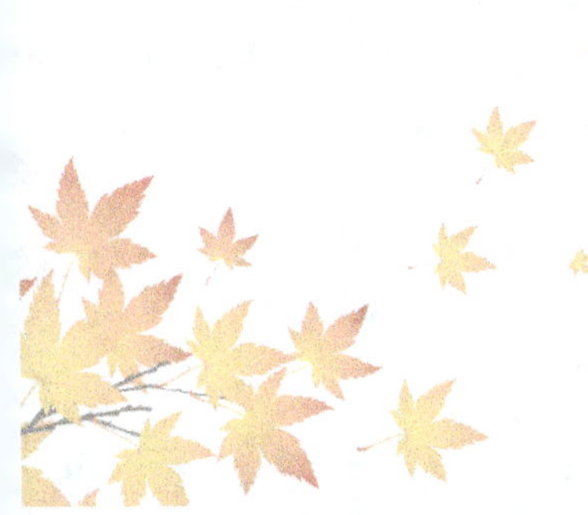

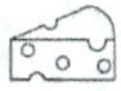

Merende Per La Scuola

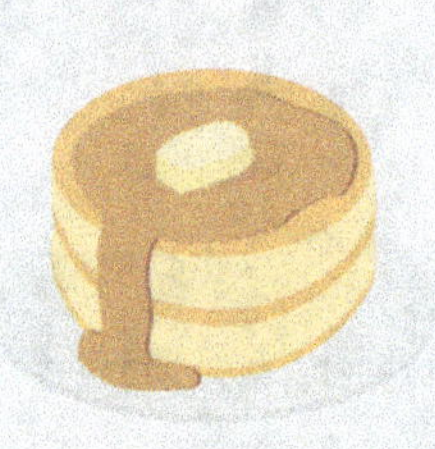

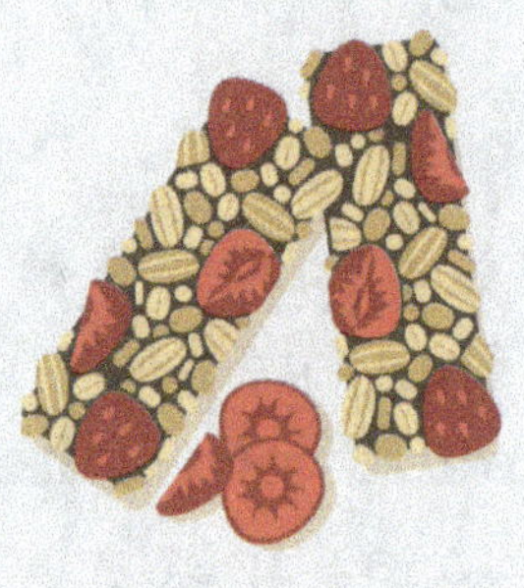

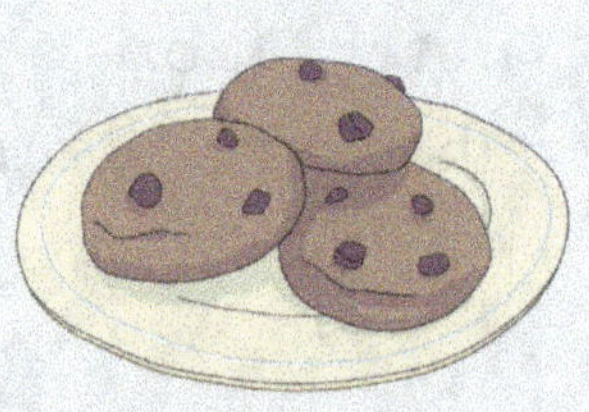

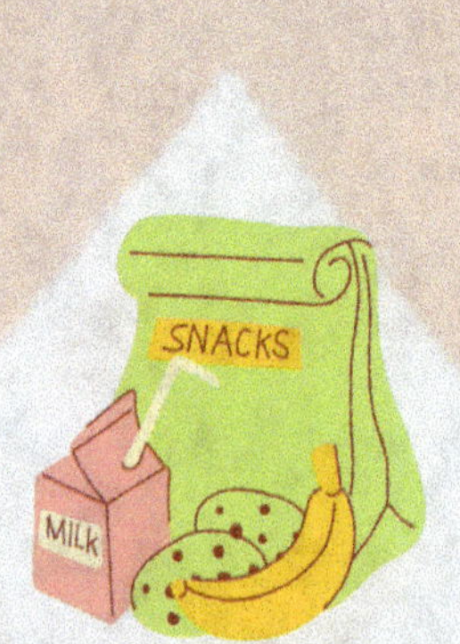

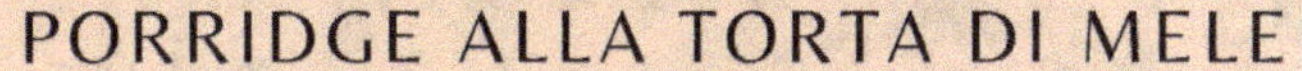

PORRIDGE ALLA TORTA DI MELE

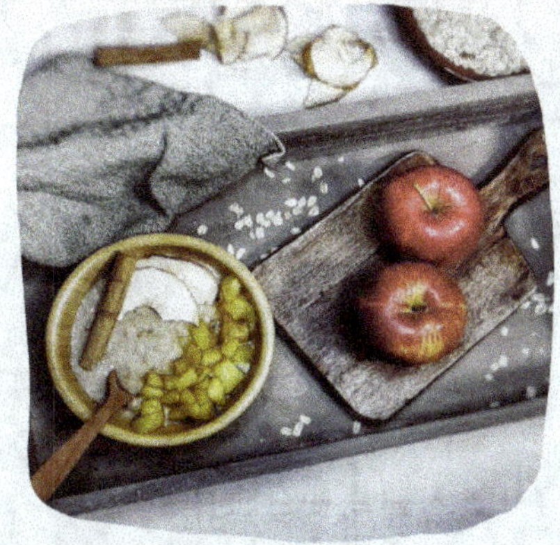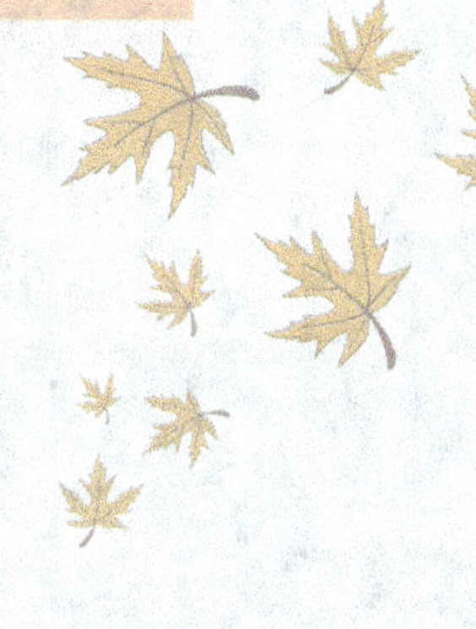

INGREDIENTI X 1

- una mela rossa (in questa ricetta abbiamo usato una royal gala)
- 40 gr di fiocchi d'avena
- 2 cucchiaini di cannella
- 100 gr di latte vegetale
- 150 gr di acqua
- 1 cucchiaino di sciroppo d'acero
- olio di cocco per 'sporcare' una padella
- un pizzico di sale che servirà ad accentuare il sapore (potete ometterlo)

PROCEDIMENTO

- Per prima cosa tagliate in due la mela; una parte la grattugiate, l'altra la fate a dadini
- In un pentolino versiamo la parte di m ela grattugiata, l'avena, il latte, l'acqua e la cannella.
- Girate a fuoco medio finchè non vedrete la consistenza trasformarsi in crema.
- A questo punto spegnete il fuoco e coprite
- Versate la mela che avevate tagliato a dadini saltatela per un minuto con un pò di sciroppo d'acero finchè non la vedrete dorarsi
- Spegnete il fuoco e versate la mela caramellata come topping insieme a della cannella

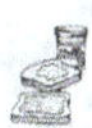

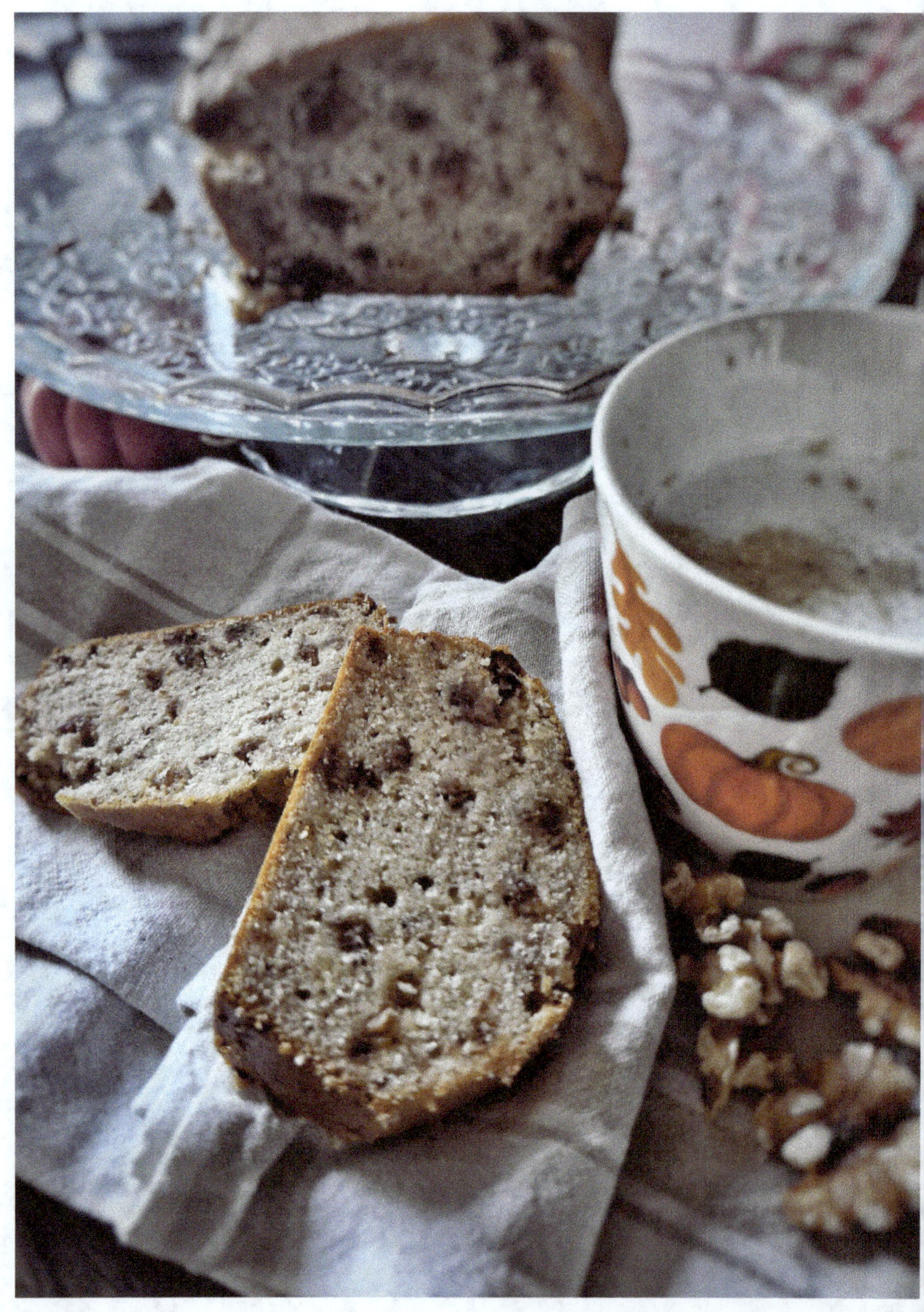

PLUMCAKE UVETTA E NOCI

INGREDIENTI

- 320g di farina tipo 1
- ½ bustina (8g) di lievito istantaneo
- Mezzo cucchiaino di cannella
- 90g di olio evo
- 250g di latte
- 150g di uvetta
- noci tritate

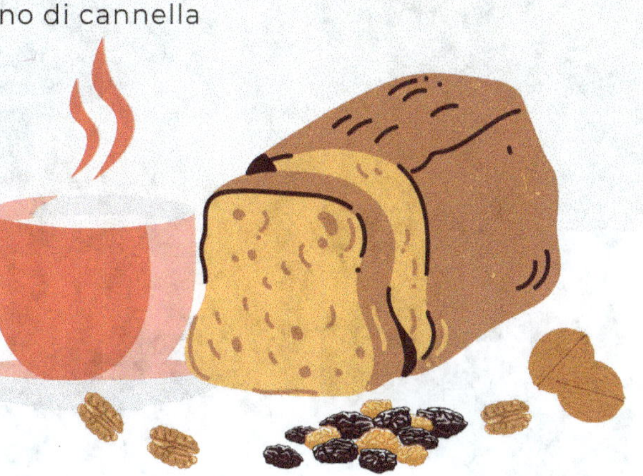

PROCEDIMENTO

- In una ciotola unite tutti gli ingredienti secchi, poi l'olio, il latte e mescolate.
- infine aggiungete l'uvetta ammorbidita e strizzata precedentemente in acqua e le noci tritate finemente.
- in forno ventilato a 180 gradi per 35/40 min circa.

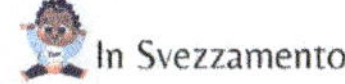 In Svezzamento

La frutta secca fino ai 3/4 anni va data sottoforma di creme spalmabili o polverizzata nelle preparazioni. In questa ricetta frullate finemente le noci

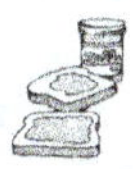

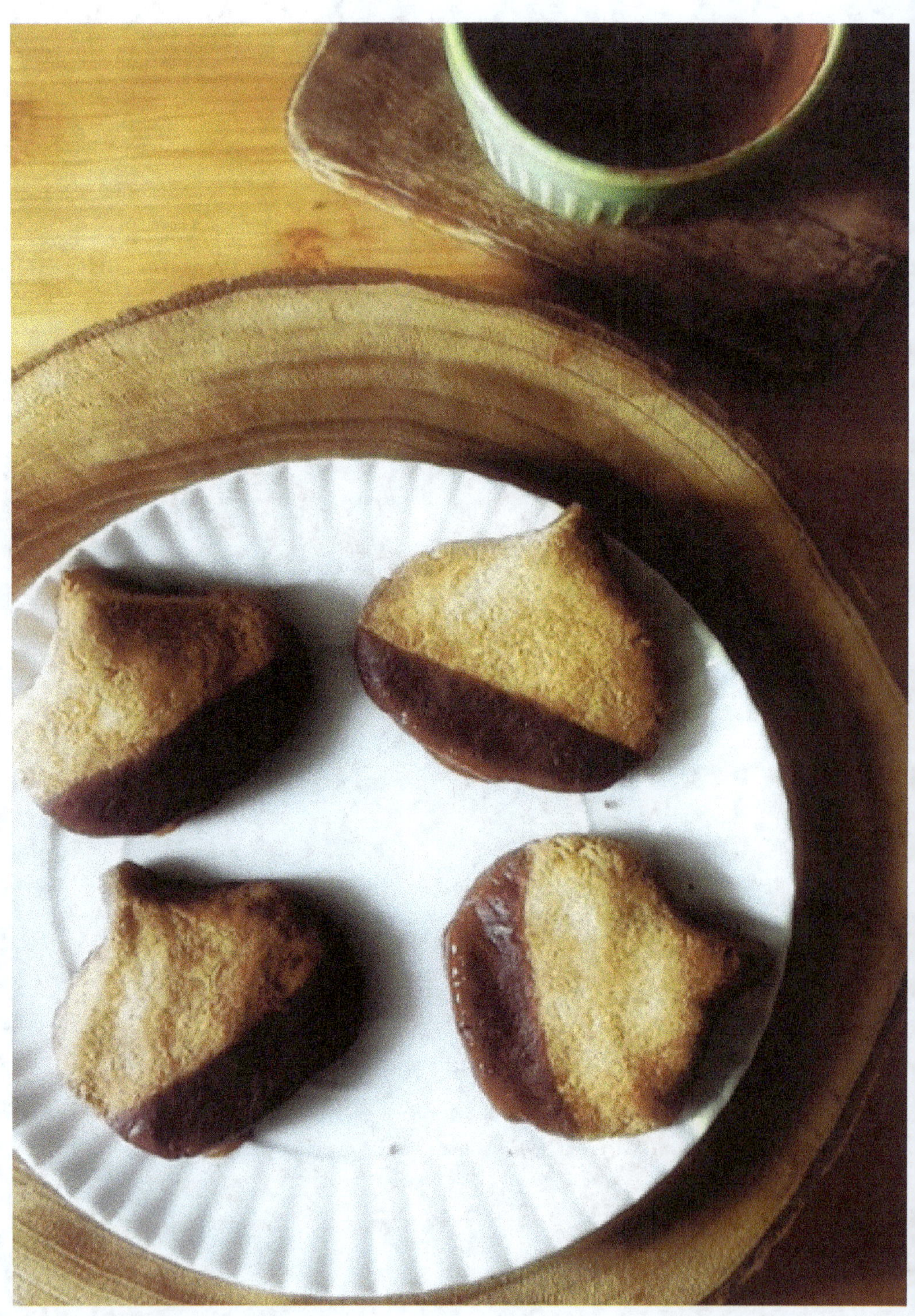

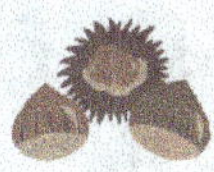

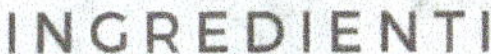

CASTAGNETTI

INGREDIENTI

- 100 gr di farina di castagne
- 100 gr di farina 0
- 80 gr di olio di cocco (è un olio estremamente leggero che emana un aroma eccezionale)
- 60 gr di zucchero integrale di canna (potete ometterlo per i più piccini)
- 2 cucchiaini di crema di nocciole 100%
- mezza banana matura schiacciata

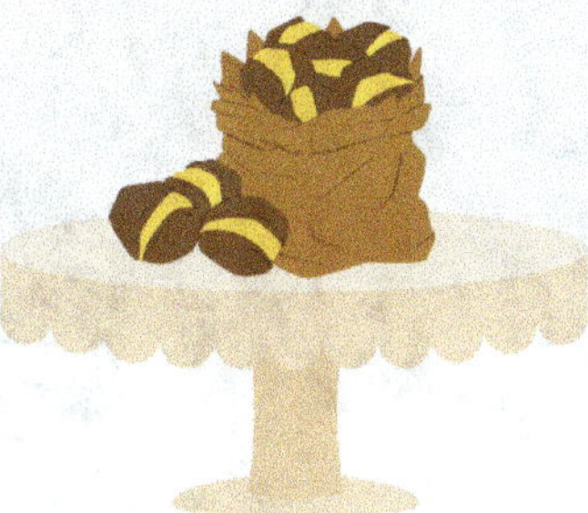

PROCEDIMENTO

- Per prima cosa schiacciate la banana fino a farla diventare una crema
- Ora unite tutti gli ingredienti fino ad ottenere un panetto omogeneo (qualora lo vedeste troppo slegato aumentate la crema di nocciole)
- Prelevate una piccola quantità e formate un cerchio schiacciato nelle mani
- Adagiate il cerchio sulla carta da forno e date la forma della castagna (vi basterà pizzicare la parte superiore mandandola verso l'alto e schiacciare leggermente la base sotto)
- Infornate a 180° per 20 minuti

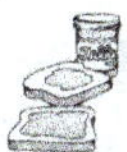

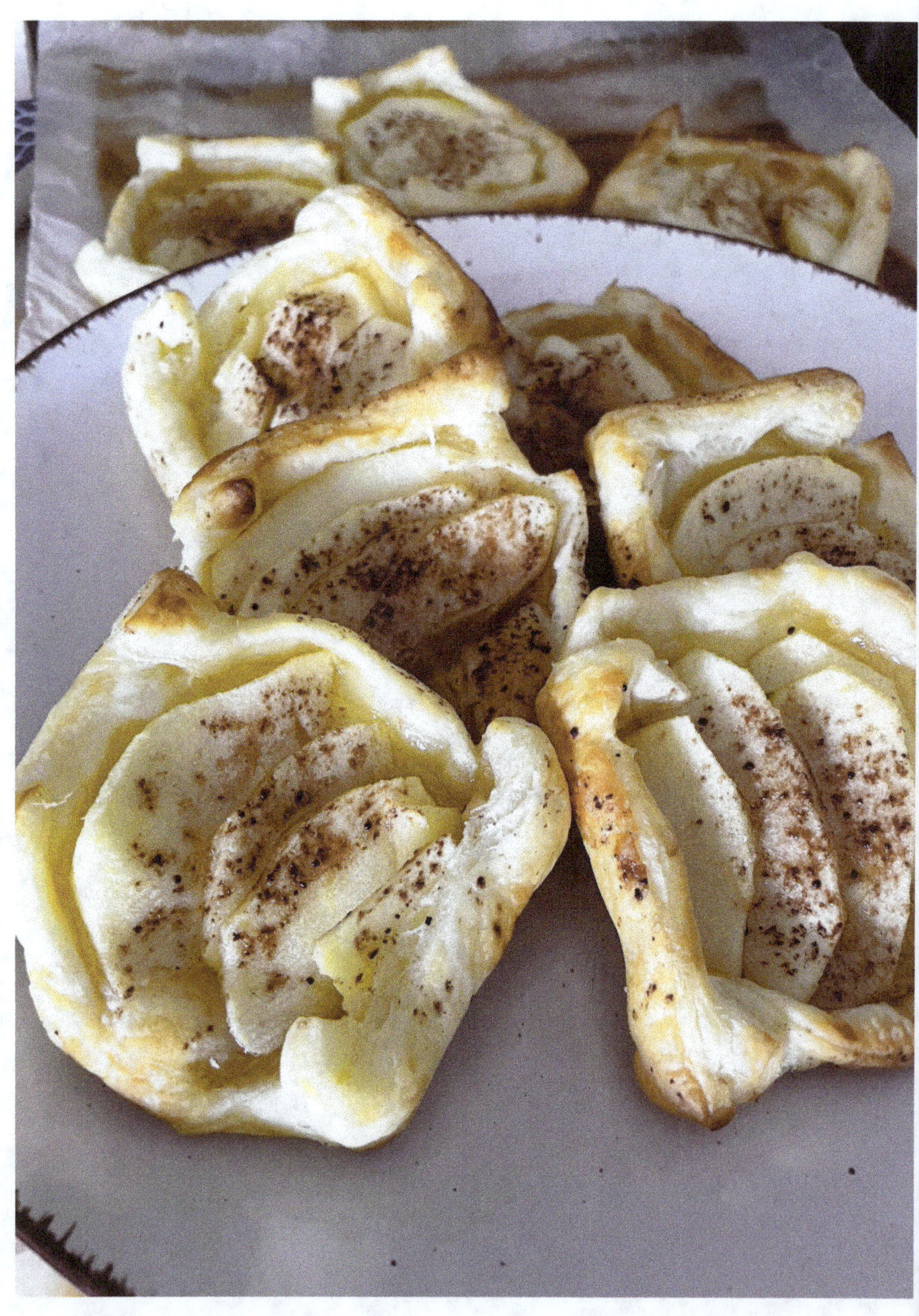

INGREDIENTI X 6

- 1 rotolo di pasta sfoglia rettangolare
- Due mele gialle
- Cannella o cacao amaro
- Miele o confettura di albicocche

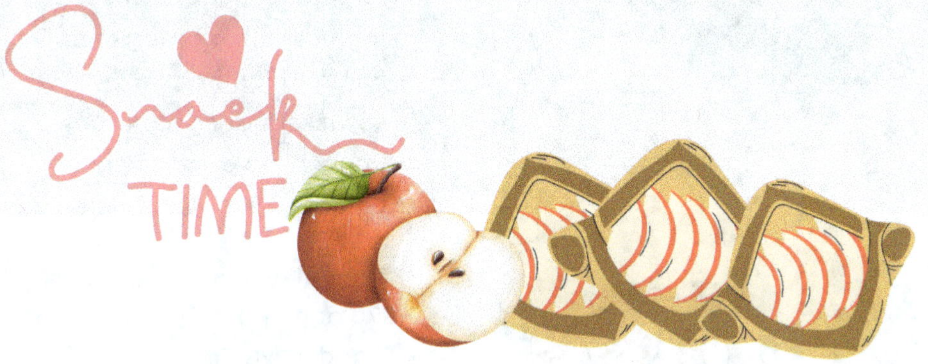

PROCEDIMENTO

- Stendete la sfoglia e dividetela in 6 rettangoli,
- Tagliate le mele a fettine sottili e disponete e 3/4 al centro di ogni rettangolo, chiudete tutti i lati del rettangolo su se stessi , aggiungete un cucchiaino di miele o di confettura e stendetela bene. Infine spolverizzate con cacao o cannella e infornate per 10 min in forno ventilato a 190 gradi

PANCAKES ALLA ZUCCA

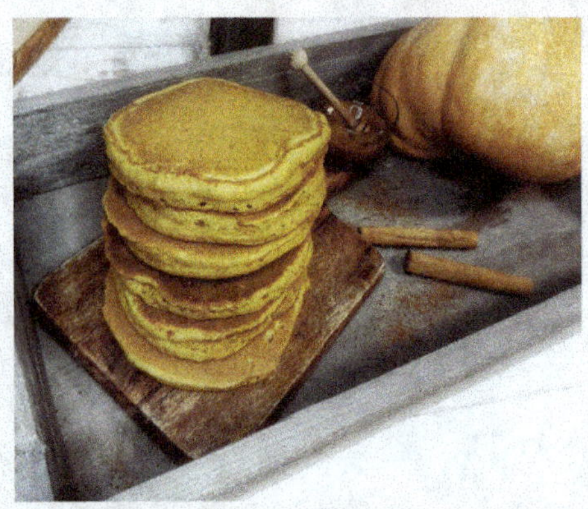

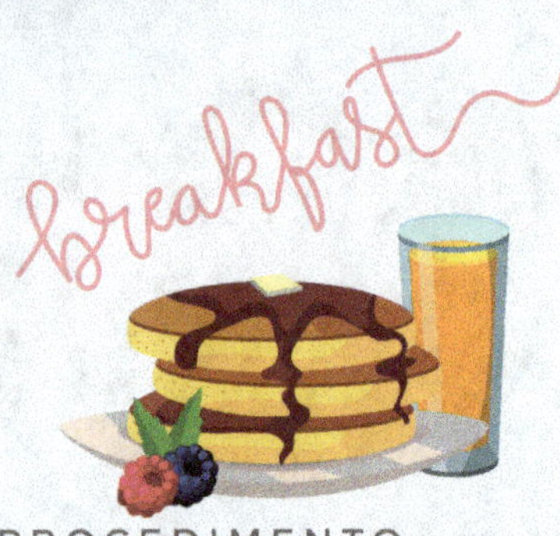

INGREDIENTI

- 160 gr di purea di zucca (basterà bollire la zucca e frullarla)
- 20 gr di zucchero di cocco (o di canna, o omettetelo in favore di una bella spruzzata di cocco rapè)
- 1 cucchiaio di cannella in polvere

- 30 gr di olio di cocco (o di semi)
- 170 gr di farina 2
- 7 gr di lievito per dolci
- 170 gr di latte

PROCEDIMENTO

- Una volta creata la purea di zucca unitela con lo zucchero (o il cocco), la cannella e l'olio e mescolare energicamente fino ad avere una composta omogenea
- Unire il lievito e la farina setacciati
- Versate il latte e girate con una frusta fino ad ottenere un composto morbido e liscio che lascerete a riposo per 5 minuti
- In un padellino antiaderente versate l'impasto per creare i pancakes, cucinate a fiamma bassa e quando vedrete delle bollicine formarsi, girate il pancake e proseguite la cottura

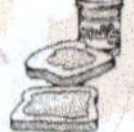

CHIPS DI CAVOLO NERO

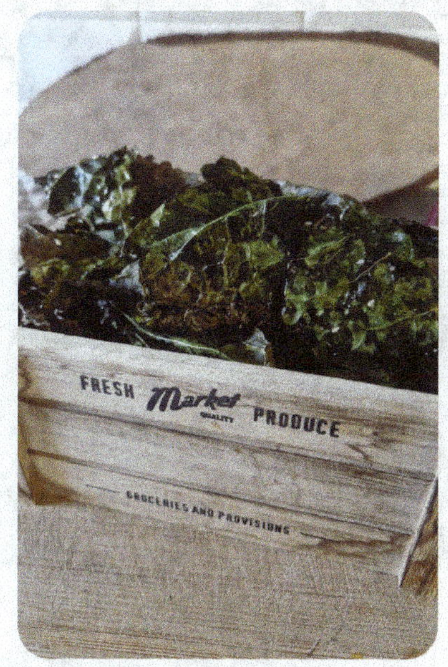

INGREDIENTI

- Foglie di cavolo nero
- Olio EVO
- Sesamo
- Sale

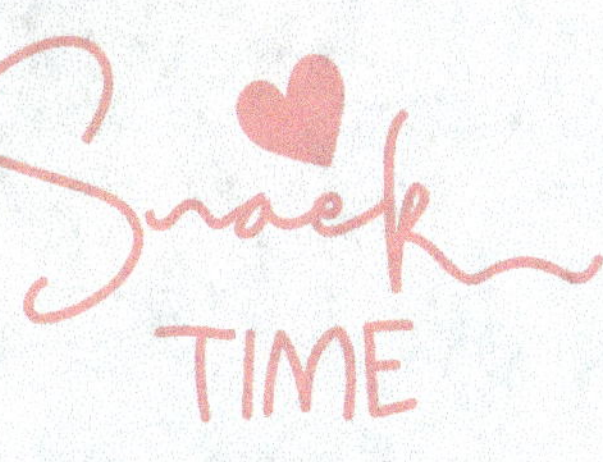

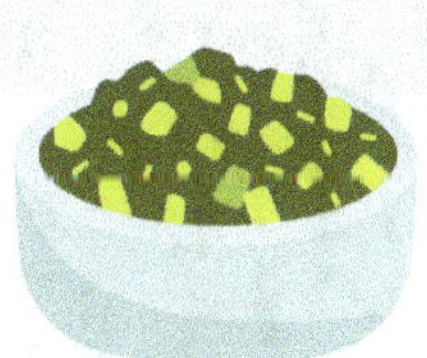

PROCEDIMENTO

- Lava le foglie tamponale.
- Condisci con olio e sesamo e inforna
  in forno caldo
- a 180° per 10 minuti

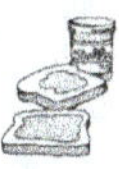

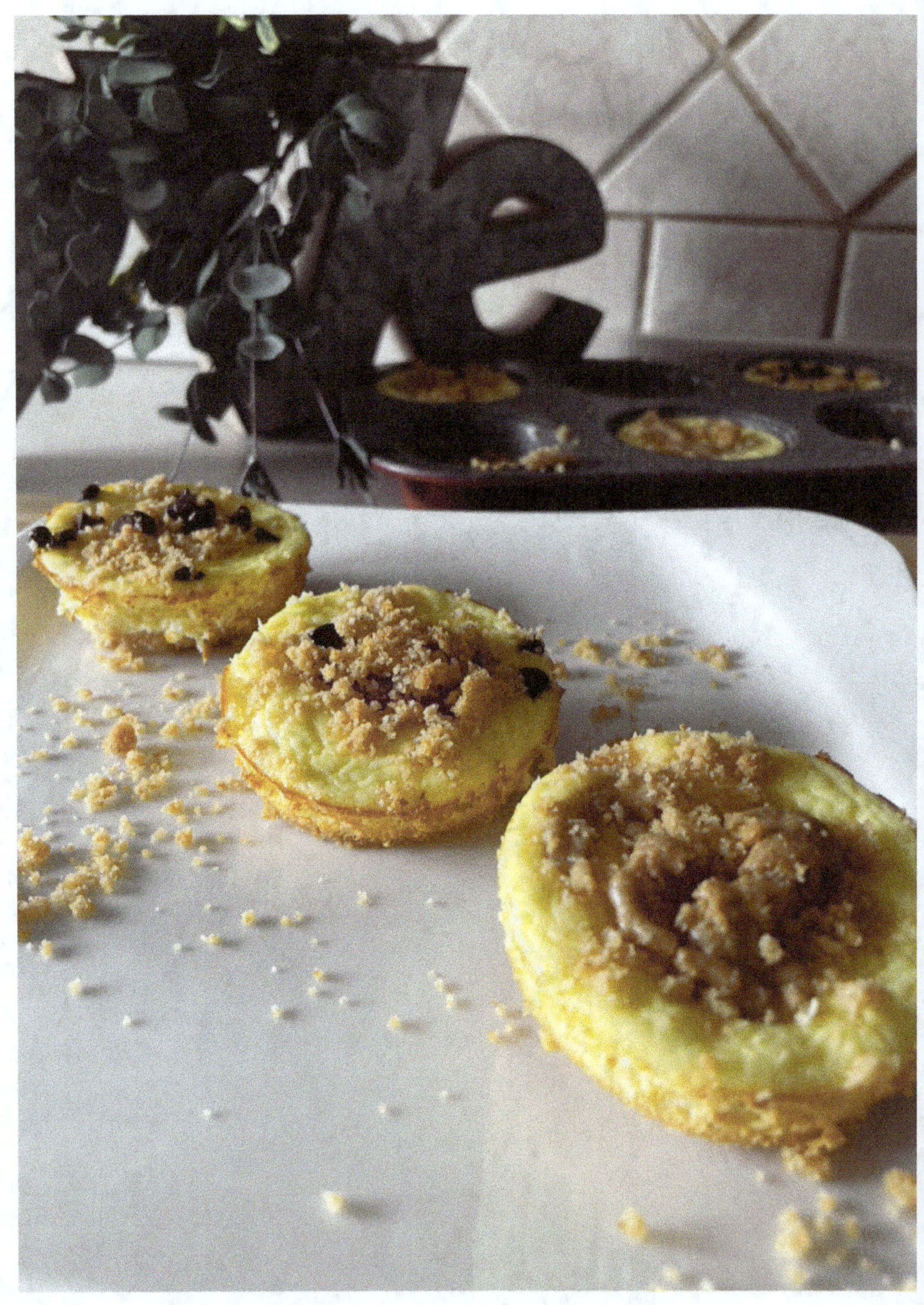

MUFFINS CHEESECAKE

INGREDIENTI

- 10 biscotti a vostro piacere
- 40 gr di burro
- 2 cucchiai di formaggio fresco spalmabile
- Circa 120 gr di ricotta vaccina
- 1 uovo
- Aroma alla vaniglia (facoltativo)
- Frutta a piacere per guarnire, creme di frutta secca

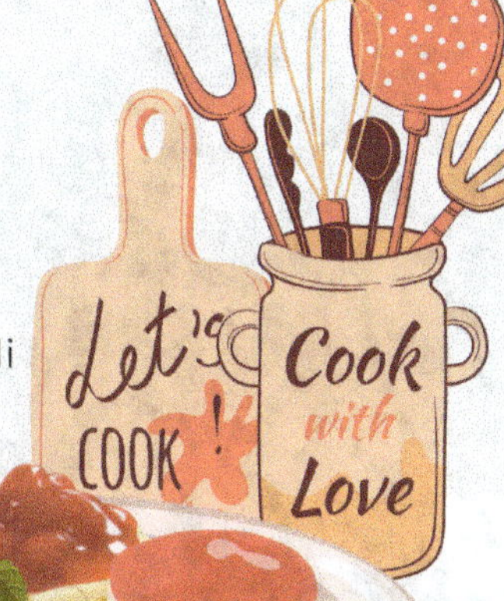

PROCEDIMENTO

- ,Frullate i biscotti e mescolatelo con il burro fuso, spennellate gli stampini con il burro rimasto nella ciotolina dove è stato sciolto e dividete il composto per ogni stampino come base
- Con una frusta a mano mescolate ricotta, formaggio spalmabile, l'uovo e I aroma se lo usate finché non sarà cremoso
- Unite un po' di composto in ogni pirottino quasi fino all'orlo e guarnite con frutta o altro che preferite
- Infornate a 180 gradi per circa 20/25 minuti

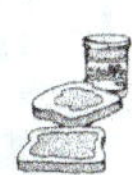

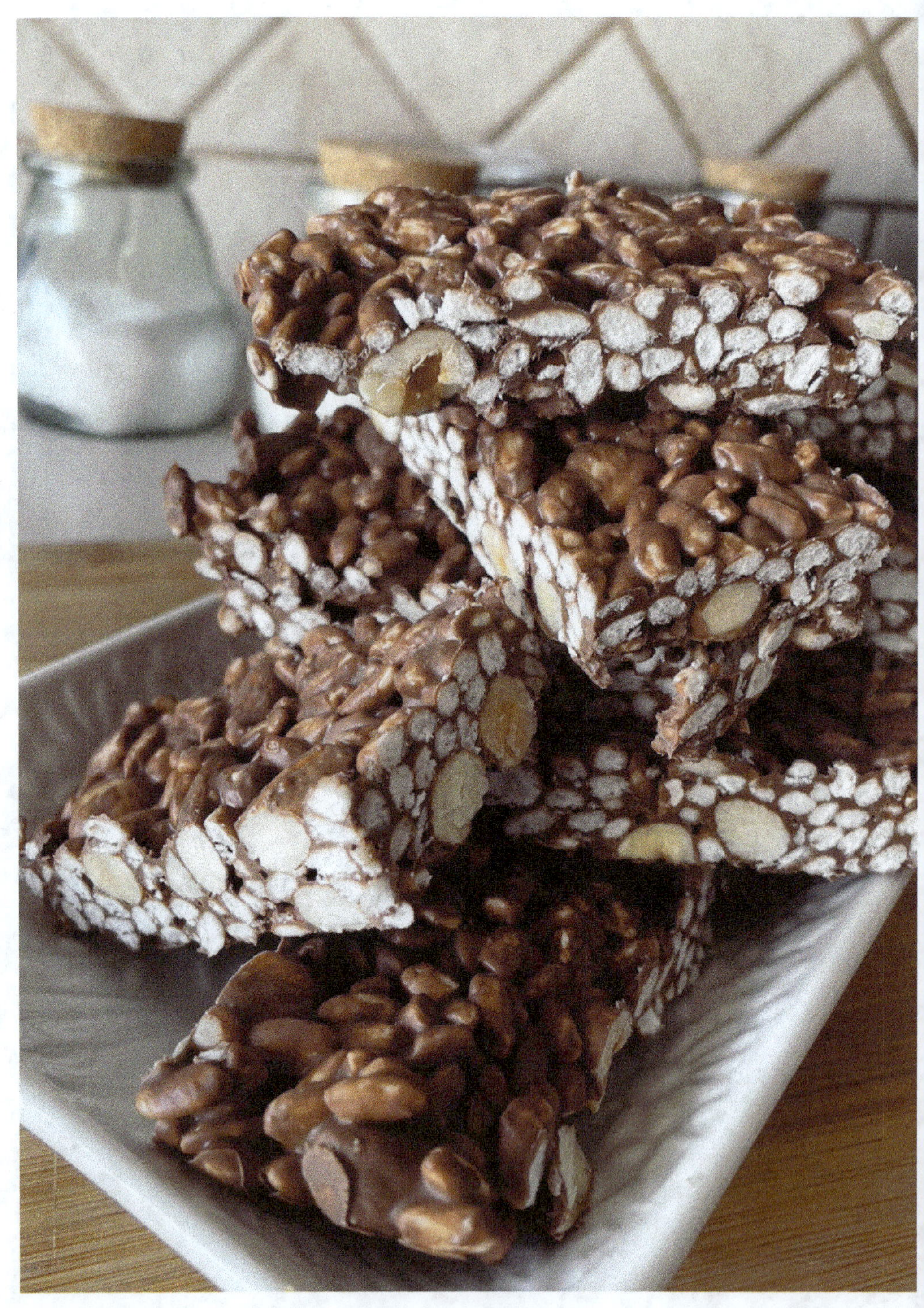

BARRETTE RISO SOFFIATO FRUTTA SECCA E CREMA DI MANDORLE

INGREDIENTI

- 200 gr totali tra riso soffiato efrutta secca tritata a piacere
- 150 gr di cioccolato fuso fondente
- 2 cucchiai di crema alle mandorle

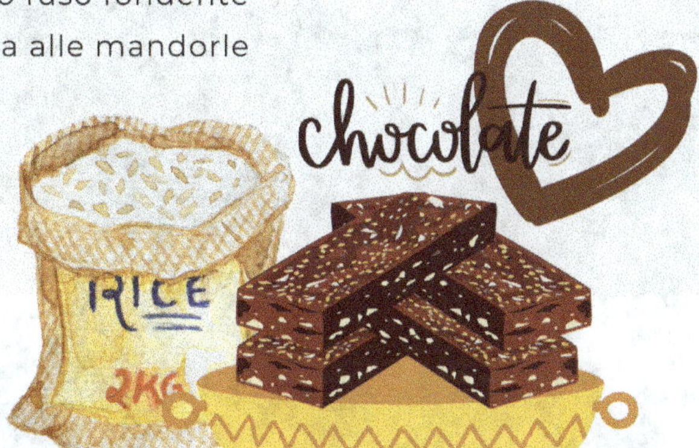

PROCEDIMENTO

- Sciogliete il cioccolato a bagnomaria ed unitelo al mix di riso e frutta secca triturata
- Aggiungete la crema di mandorle o altra se preferite, mescolate e foderate jna teglia 20x20 con carta forno
- Stendete l'impasto compattandolo con un cucchiaio e mettete in frigo a rassodare per tre ore
- Tagliare in barrette e conservarle in contenitore ermetico. Si mantengono circa una settimana

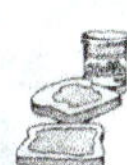

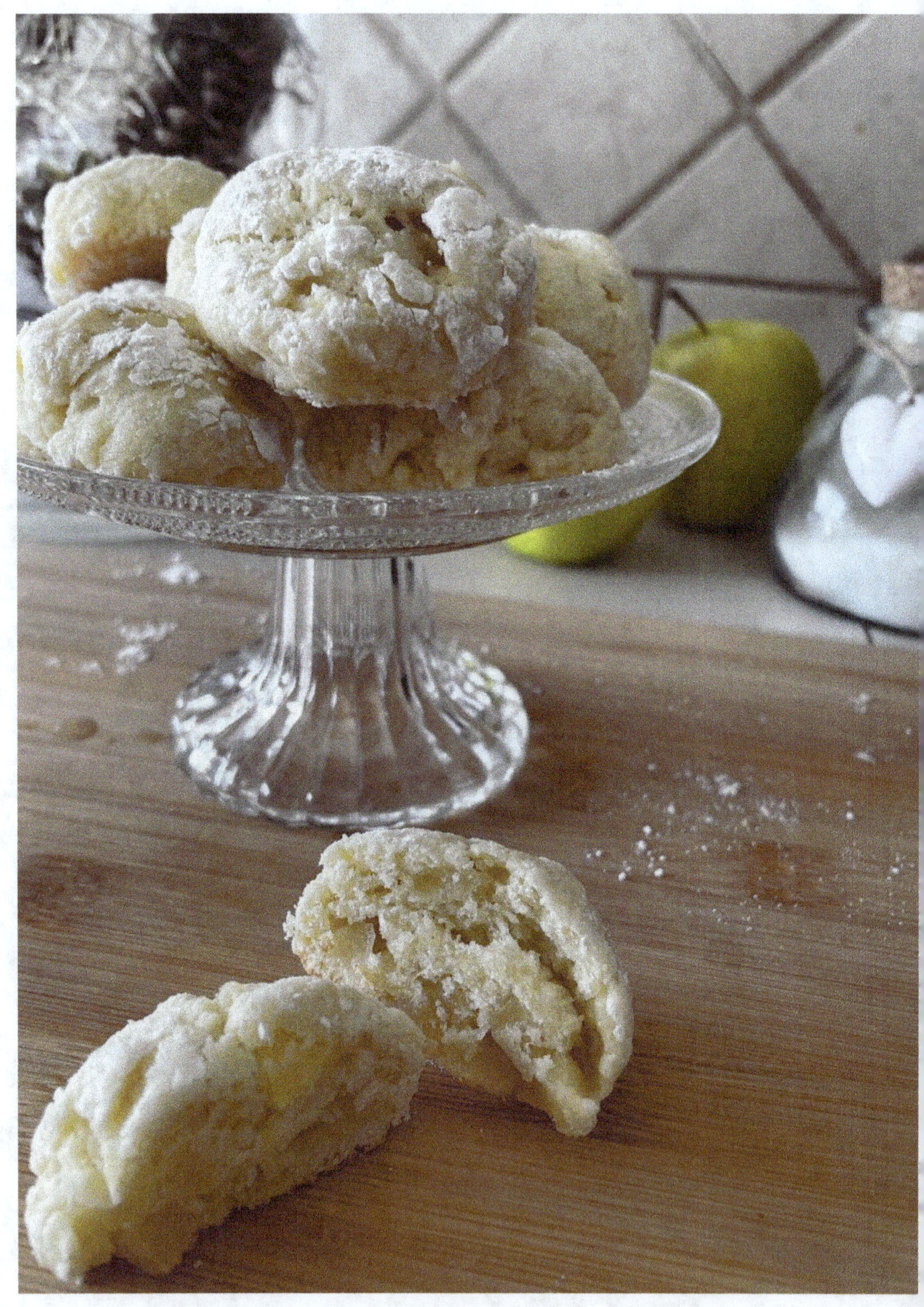

TENERINI ALLE MELE

INGREDIENTI

- 2 mele a pezzetti
- 1 uovo
- 70 ml di olio extravergine di oliva
- 60 ml di acqua temperatura ambiente
- 250 gr di farina 00
- 30 gr di farina di mandorle
- 50 gr di fecola di patate o amido
- Zucchero a piacere
- Pizzico di sale
- Succo di limone per le mele e buccia se limone è edibile
- 2 cucchiaini di lievito

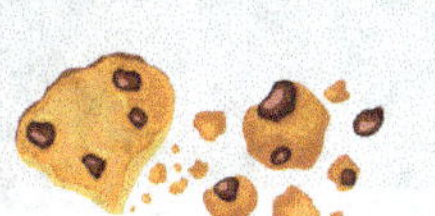

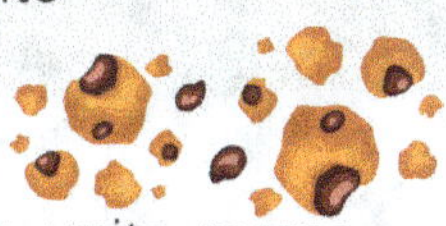

PROCEDIMENTO

- Tagliate le mele a pezzetti piccoli in un piatto unite mezzo limone spremuto e mettete da parte.
- Mescolate tutti gli ingredienti secchi in una ciotola (farine,fecola, lievito, sale) e in un'altra invece rompete l'uovo con un po' di zucchero (se volete) , unite l'olio, l'acqua, la buccia del limone e miscelate il tutto.
- Incorporate gli ingredienti liquidi a quelli secchi e impastate dapprima con una forchetta poi con le mani. Prima di comporre il panetto unite le mele ben asciugate dal liquido (sennò l'impasto appiccicherà), continuate a mescolare se fosse comunque appiccicoso unite un po' di farina.
- Preriscaldate il forno statico a 175 gradi.
- Mettete in un piatto dello zucchero a velo, prelevate un po di impasto infarinandovi leggermente le mani, formate delle palline medie ,tuffate nello zucchero a velo (potete omettere questo passaggio) e le distanziate sulla leccarda coperta con carta forno.
- Cuocete per circa 20 minuti, sfornate e lasciate freddare

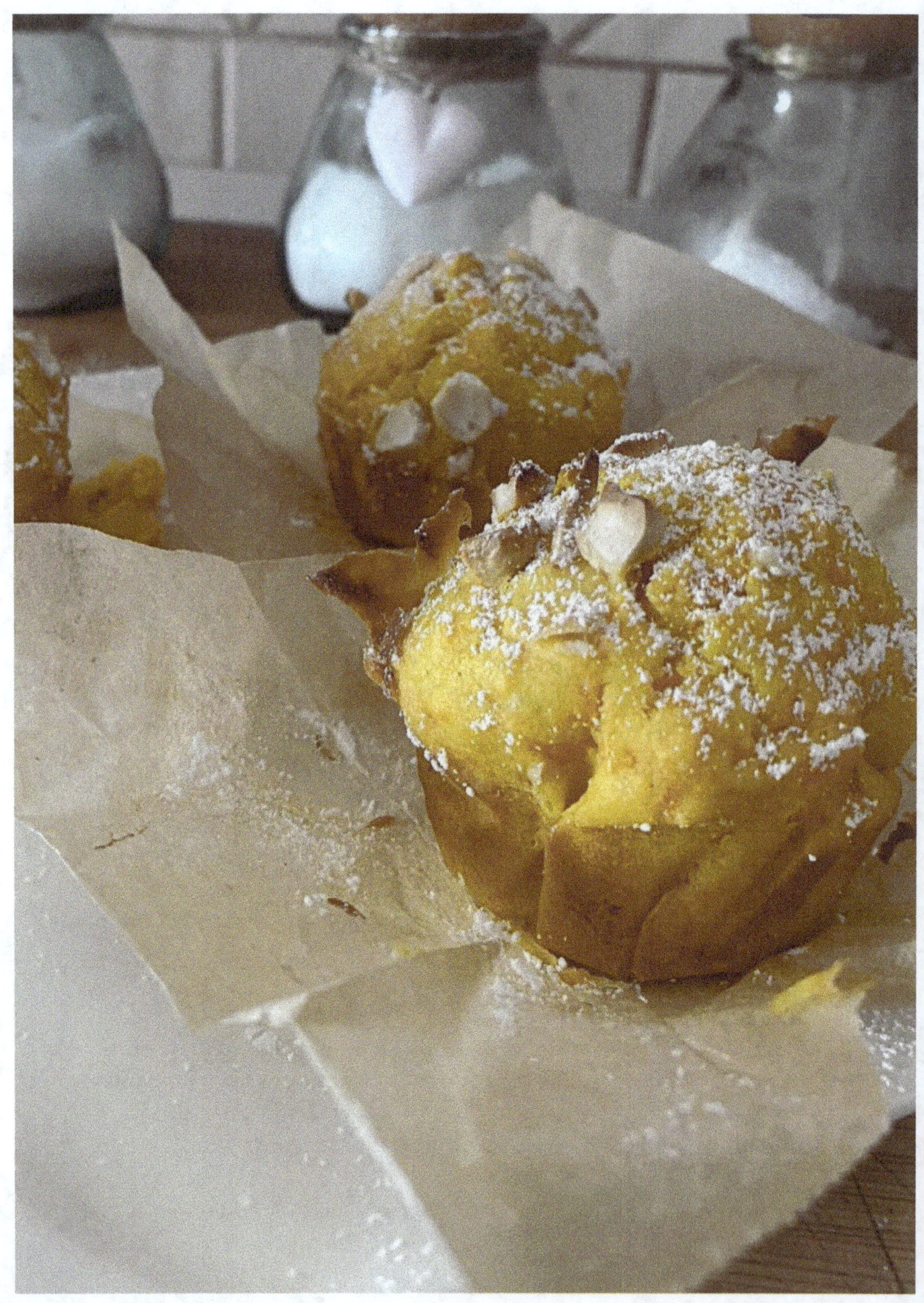

TORTINI VEG ALLE CAROTE

INGREDIENTI

- 150 gr di farina 00
- 50 gr di farina di riso
- 250 gr carote pelate (peso pulito)
- 140 ml di bevanda vegetale al riso senza zucchero
- 40 ml di acqua
- 30 ml di olio extravergine di oliva
- 1 bustina di lievito paneangeli
- 3 cucchiai di zucchero oppure frullate 2 datteri/ albicocche disidratate nella bevanda vegetale e aggiungete 10 ml di acqua in più

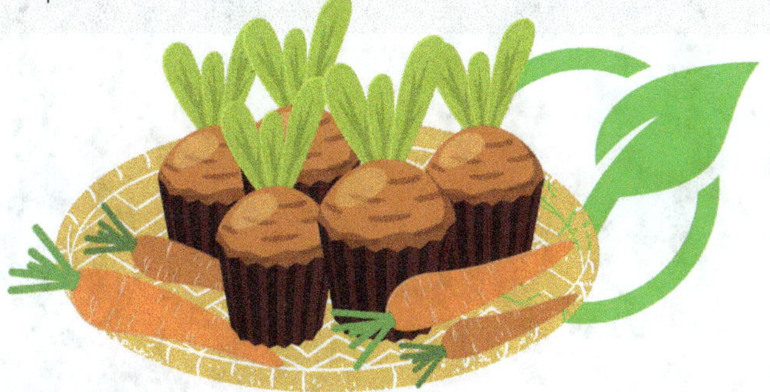

PROCEDIMENTO

- Mescolate le farine con il lievito e lo zucchero, aggiungete la bevanda, l'olio, l'acqua, ed infine le carote grattugiate con la grattugia a Capri larghi. Mescolate bene. Mettete negli stampini dei muffins o quelli che preferite. 175 gradi forno ventilato preriscaldato per circa 20 minuti
- La cottura varia di forno in forno quindi dopo 20 minuti fate la prova stuzzicadenti e quando lo tirate fuori e non si appallottola l'impasto sopra, sono pronti!

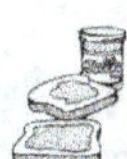

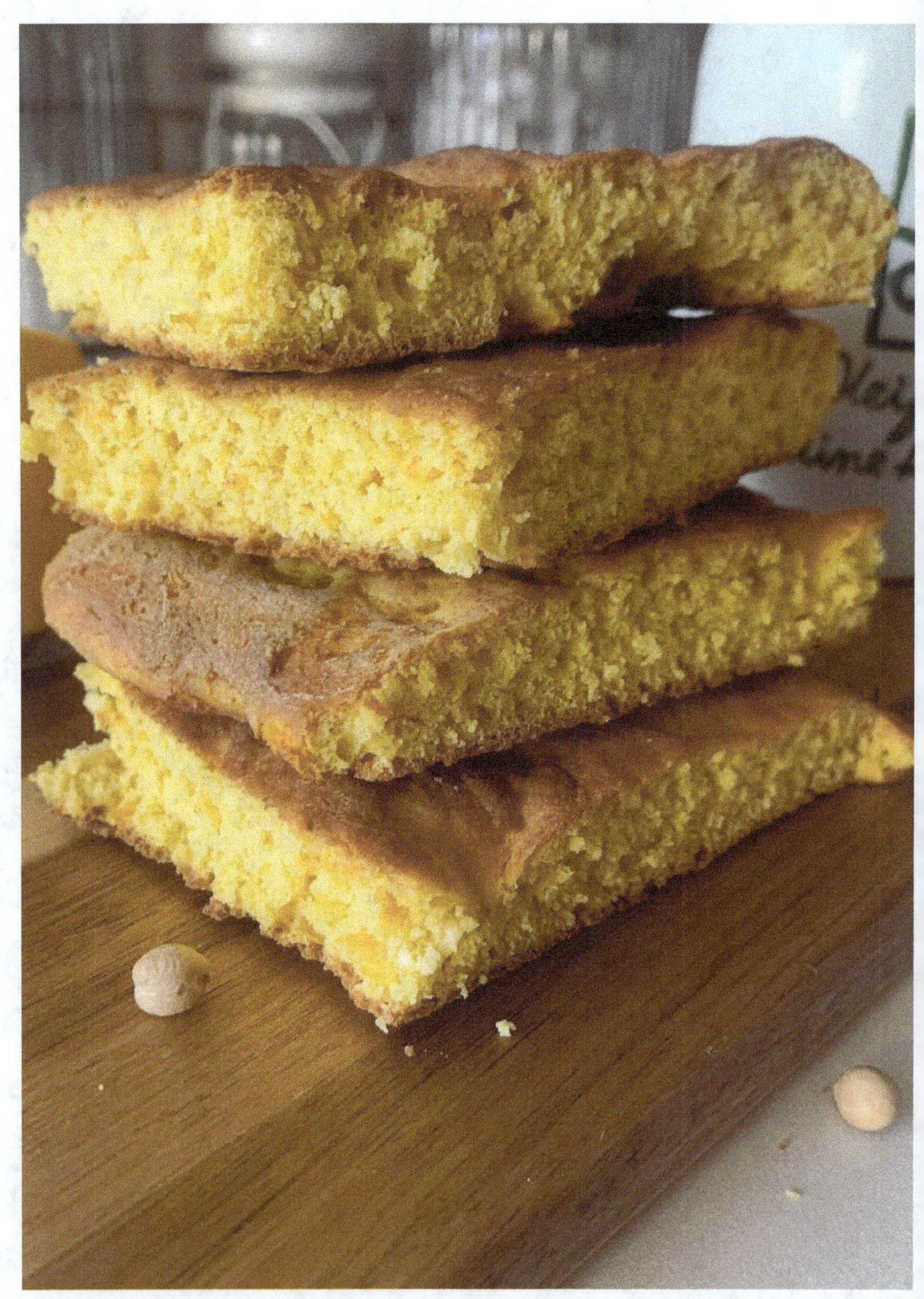

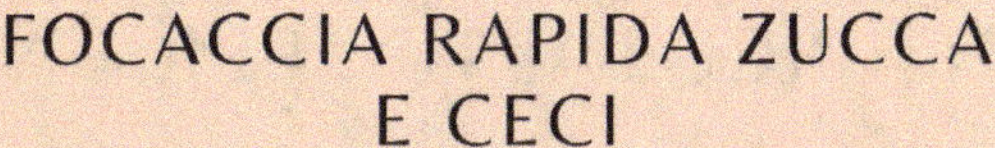

FOCACCIA RAPIDA ZUCCA E CECI

INGREDIENTI

- 150 gr farina di ceci
- 220 gr farina 00
- 150 gr zucca cotta e pulita
- 150 ml di acqua
- 1/2 cucchiaino di sale
- 1/2 cucchiaino di zucchero
- 1 bustina lievito istantaneo per pizze e focacce
- Rosmarino
- 15 gr olio extravergine di oliva
- Olio per spennellare

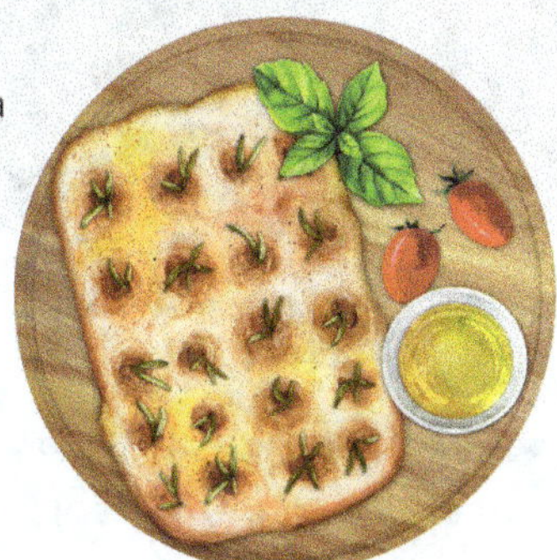

PROCEDIMENTO

- Cuocete al vapore o come me nel microonde per 5 minuti la zucca o finché non risulterà tenera alla forchetta.
- -Datele una frullata e unitela in una ciotola con l'olio,lo zucchero,il sale, il rosmarino e l'acqua. Mescolate e aggiungete le farine ed il lievito. -L'impasto deve risultare abbastanza colloso che si attacchi alle mani, se fosse esageratamente morbida aggiungete 10 gr di farina.
- -Stendete un foglio di carta forno in una teglia media, la metà della leccarda del forno per intenderci, oleatevi le mani e stendetela ad un cm di altezza, spennellate la superficie con olio e rosmarino e bucherellatela con il dito. -Infornate in forno già caldo ventilato a 170 gradi per circa 25 minuti. Sarà pronta quando sarà dotata in superficie.
-

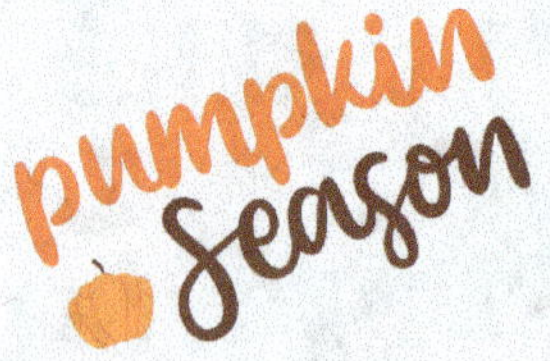

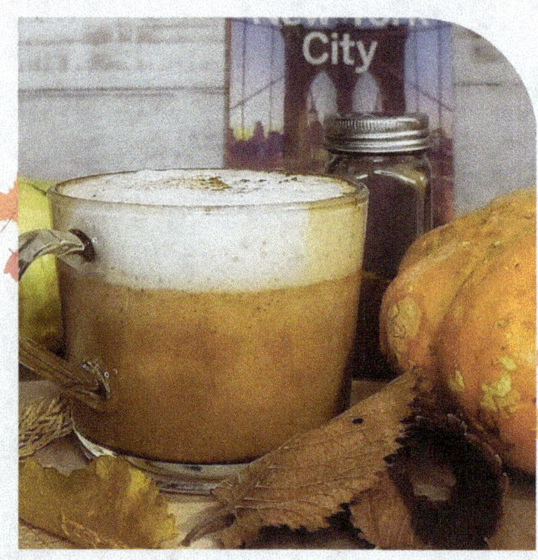

INGREDIENTI

- 1 cucchiaio di purea di zucca
- 1 cucchiaino di pumpkin spice (chiodi di carofalo, cannella e zenzero tutto tritato)
- 1 cucchiaino di sciroppo d'acero
- 1 tazzina d'orzo
- latte da montare (io ho utilizzato un semplice montalatte a mano)

PROCEDIMENTO

- preparate la purea di zucca anche il giorno prima lessando e frullando un pò di zucca
- il mattino seguente versatene un pò sul fo do di una tazza
- preparate l'orzo
- versate un cucchiaino di pumpkin spice insieme alla zucca, 1 cucchiaino di sciroppo d'acero e l'orzo. Mescolate
- ora scaldate e montate il latte e versatelo sul composto

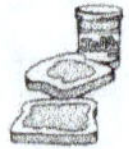

SCONTO DEL 10% SU TUTTI I SERVIZI DI COSULENZA

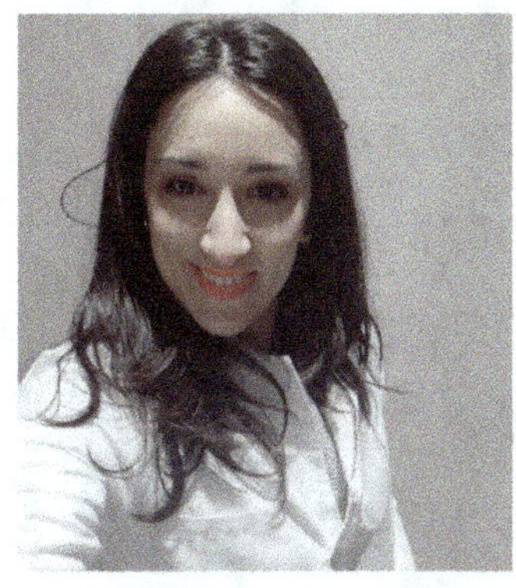

Valentina Colistra
Biologa Nutrizionista

COUPON SPECIALE: solo per te che hai acquistato il libro ti garantiamo uno sconto speciale del 10% su tutti i servizi offerti dalla Dott.ssa Valentina Colistra, regolarmente iscritta all'Albo dei Biologi.

Breve curriculum:
- Laurea triennale e magistrale presso l'Università Campus Bio-Medico di Roma in Scienze dell'Alimentazione e della Nutrizione Umana;
- Master di II livello in Psicobiologia dell'Alimentazione e del Comportamento alimentare presso l'Università Tor Vergata di Roma.

La consulenza consiste in una videochiamata di 10-15 minuti di conoscenza durante la quale la Dott.ssa Colistra potrà focalizzare il tuo bisogno e presentarti un eventuale percorso personalizzato per il tuo bambino e/o per tutta la famiglia.

Al termine della consulenza **riceverai** un menù onnivoro e uno vegetariano organizzato sulla base delle ricette del libro.

Per prenotare la consulenza con la
Dott.ssa Colistra puoi andare sul link che
trovi qui sotto oppure scannerizzare il
QR Code.
Riceverai il 10%di sconto sui suoi servizi

Indice delle ricette

Inserto HALLOWEEN

- GHIRLANDA MOSTRUOSA
- LANTERNE PAUROSE
- ZUCCHE IN BUSTA
- PASTA DI HALLOWEEN

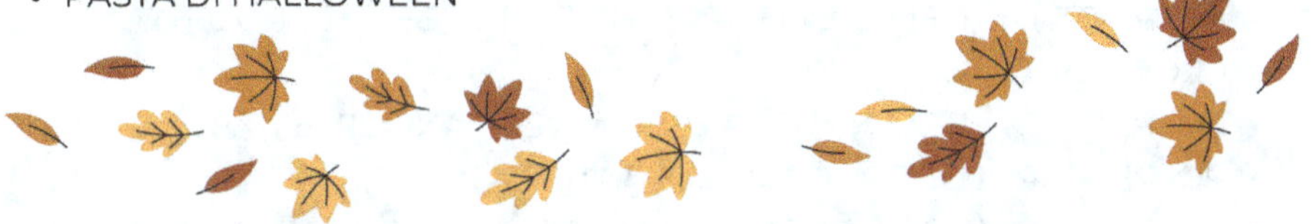

www.ingramcontent.com/pod-product-compliance
Lightning Source LLC
Chambersburg PA
CBHW050735260726
48661CB00001B/253